全国中医药行业高等职业教育"十四五"规划教材

全国高等医药职业院校规划教材（第六版）

康复治疗基础

（第二版）

（供康复治疗技术、针灸推拿、中医学、临床医学、护理等专业用）

主 编 王 磊

全国百佳图书出版单位

中国中医药出版社

·北 京·

图书在版编目（CIP）数据

康复治疗基础 / 王磊主编 . -- 2 版 . -- 北京：中国中医药出版社，2024.12. --（全国中医药行业高等职业教育"十四五"规划教材）.

ISBN 978-7-5132-9082-1

Ⅰ . R49

中国国家版本馆 CIP 数据核字第 2024VC9126 号

融合教材服务说明

全国中医药行业职业教育"十四五"规划教材为新形态融合教材，各教材配套数字教材和相关数字化教学资源（PPT 课件、视频、复习思考题答案等）仅在全国中医药行业教育云平台"医开讲"发布。

资源访问说明

到"医开讲"网站（jh.e-lesson.cn）或扫描教材内任意二维码注册登录后，输入封底"激活码"进行账号绑定后即可访问相关数字化资源（注意：激活码只可绑定一个账号，为避免不必要的损失，请您刮开序列号立即进行账号绑定激活）。

联系我们。

如您在使用数字资源的过程中遇到问题，请扫描右侧二维码联系我们。

中国中医药出版社出版

北京经济技术开发区科创十三街 31 号院二区 8 号楼

邮政编码　100176

传真　010-64405721

廊坊市祥丰印刷有限公司印刷

各地新华书店经销

开本 850×1168　1/16　印张 10.25　字数 276 千字

2024 年 12 月第 2 版　2024 年 12 月第 1 次印刷

书号　ISBN 978 – 7 – 5132 – 9082 – 1

定价　39.00 元

网址　www.cptcm.com

服 务 热 线　010-64405510

购 书 热 线　010-89535836

维 权 打 假　010-64405753

微信服务号　zgzyycbs

微商城网址　https://kdt.im/LIdUGr

官 方 微 博　http://e.weibo.com/cptcm

天猫旗舰店网址　https://zgzyycbs.tmall.com

如有印装质量问题请与本社出版部联系（010-64405510）

全国中医药行业高等职业教育"十四五"规划教材
全国高等医药职业院校规划教材（第六版）

《康复治疗基础》编委会

主　编

王　磊（南京中医药大学）

副主编（以姓氏笔画为序）

李文惠（邢台医学院）　　　　　　　吴淑娥（江西中医药高等专科学校）

陈　红（南阳医学高等专科学校）　　陈丽娟（菏泽家政职业学院）

曹震宇（南京中医药大学）　　　　　程　宁（安阳职业技术学院）

编　委（以姓氏笔画为序）

王　琼（苏州卫生职业技术学院）　　王晓梅（四川中医药高等专科学校）

牛　坤（海南医科大学）　　　　　　印杰松（泰州职业技术学院）

吉生敏（保山中医药高等专科学校）　池太钦（遵义医药高等专科学校）

李　乐（江苏医药职业学院）　　　　李咨莹（常州卫生高等职业技术学校）

杨小亮（钟山职业技术学院）　　　　阿布都艾尼·吐鲁洪（喀什地区第二人民医院）

陈天昊（湖北中医药高等专科学校）　罗文娟（福建生物工程职业技术学院）

罗姗姗（广西中医药大学第一附属医院）柏　平（山东医学高等专科学校）

徐　昂（山东中医药高等专科学校）　黄燕如（鞍山师范学院）

全国中医药行业高等职业教育"十四五"规划教材
全国高等医药职业院校规划教材（第六版）

《康复治疗基础》
融合出版数字化资源编创委员会

主　编

王　磊（南京中医药大学）

副主编（以姓氏笔画为序）

李文惠（邢台医学院）　　　　　　吴淑娥（江西中医药高等专科学校）

陈　红（南阳医学高等专科学校）　陈丽娟（菏泽家政职业学院）

曹震宇（南京中医药大学）　　　　程　宁（安阳职业技术学院）

编　委（以姓氏笔画为序）

王　琼（苏州卫生职业技术学院）　　王晓梅（四川中医药高等专科学校）

牛　坤（海南医科大学）　　　　　　印杰松（泰州职业技术学院）

吉生敏（保山中医药高等专科学校）　池太钦（遵义医药高等专科学校）

李　乐（江苏医药职业学院）　　　　李咨莹（常州卫生高等职业技术学校）

杨小亮（钟山职业技术学院）　　　　阿布都艾尼·吐鲁洪（喀什地区第二人民医院）

陈天昊（湖北中医药高等专科学校）　罗文娟（福建生物工程职业技术学院）

罗姗姗（广西中医药大学第一附属医院）柏　平（山东医学高等专科学校）

徐　昂（山东中医药高等专科学校）　黄燕如（鞍山师范学院）

前　言

"全国中医药行业高等职业教育'十四五'规划教材"是为贯彻党的二十大精神和习近平总书记关于职业教育工作和教材工作的重要指示批示精神，落实《中医药发展战略规划纲要（2016—2030年）》等文件精神，在国家中医药管理局领导和全国中医药职业教育教学指导委员会指导下统一规划建设的，旨在提升中医药职业教育对全民健康和地方经济的贡献度，提高职业技术院校学生的实践操作能力，实现职业教育与产业需求、岗位胜任能力严密对接，突出新时代中医药职业教育的特色。鉴于由中医药行业主管部门主持编写的"全国高等医药职业院校规划教材"（三版以前称"统编教材"）在2006年后已陆续出版第三版、第四版、第五版，故本套"十四五"行业规划教材为第六版。

中国中医药出版社是全国中医药行业规划教材唯一出版基地，为国家中医、中西医结合执业（助理）医师资格考试大纲和细则、实践技能指导用书，全国中医药专业技术资格考试大纲和细则唯一授权出版单位，与国家中医药管理局中医师资格认证中心建立了良好的战略伙伴关系。

本套教材由50余所开展中医药高等职业教育的院校及相关医院、医药企业等单位，按照教育部公布的《高等职业学校专业教学标准》内容，并结合全国中医药行业高等职业教育"十三五"规划教材建设实际联合组织编写。本套教材供中医学、中药学、针灸推拿、中医骨伤、中医康复技术、中医养生保健、护理、康复治疗技术8个专业使用。

本套教材具有以下特点：

1. 坚持立德树人，融入课程思政内容和党的二十大精神。把立德树人贯穿教材建设全过程、各方面，体现课程思政建设新要求，发挥中医药文化的育人优势，推进课程思政与中医药人文的融合，大力培育和践行社会主义核心价值观，健全德技并修、工学结合的育人机制，努力培养德智体美劳全面发展的社会主义建设者和接班人。

2. 加强教材编写顶层设计，科学构建教材的主体框架，打造职业行动能力导向明确的金教材。教材编写落实"三个面向"，始终围绕中医药职业教育技术技能型、应用型中医药人才培养目标，以学生为中心，以岗位胜任力、产业需求为导向，内容设计符合职业院校学生认知特点和职业教育教学实际，体现了先进的职业教育理念，贴近学生、贴近岗位、贴近社会，注重科学性、先进性、针对性、适用性、实用性。

3. 突出理论与实践相结合，强调动手能力、实践能力的培养。鼓励专业课程教材融入中医药特色产业发展的新技术、新工艺、新规范、新标准，满足学生适应项目学习、案例学习、模块化学习等不同学习方式的要求，注重以典型工作任务、案例等为载体组织教学单元，有效地激发学生的学习兴趣和创新潜能。同时，编写队伍积极吸纳了职业教育"双师型"教师。

4. 强调质量意识，打造精品示范教材。将质量意识、精品意识贯穿教材编写全过程。教材围绕"十三五"行业规划教材评价调查报告中指出的问题，以问题为导向，有针对性地对上一版教材内容进行修订完善，力求打造适应中医药职业教育人才培养需求的精品示范教材。

5. 加强教材数字化建设。适应新形态教材建设需求，打造精品融合教材，探索新型数字教材。将新技术融入教材建设，丰富数字化教学资源，满足中医药职业教育教学需求。

6. 与考试接轨。编写内容科学、规范，突出职业教育技术技能人才培养目标，与执业助理医师、药师、护士等执业资格考试大纲一致，与考试接轨，提高学生的执业考试通过率。

本套教材的建设，得到国家中医药管理局领导的指导与大力支持，凝聚了全国中医药行业职业教育工作者的集体智慧，体现了全国中医药行业齐心协力、求真务实的工作作风，代表了全国中医药行业为"十四五"期间中医药事业发展和人才培养所做的共同努力，谨此向有关单位和个人致以衷心的感谢。希望本套教材的出版，能够对全国中医药行业职业教育教学发展和中医药人才培养产生积极的推动作用。需要说明的是，尽管所有组织者与编写者竭尽心智，精益求精，本套教材仍有一定的提升空间，敬请各教学单位、教学人员及广大学生多提宝贵意见和建议，以便修订时进一步提高。

国家中医药管理局教材办公室

全国中医药职业教育教学指导委员会

2024 年 12 月

编写说明

现代康复医学体系自20世纪80年代引入中国以来，取得了显著进展。如今，它与预防医学、保健医学和临床医学一起，构成了医学领域的四大支柱。随着科技和社会的不断进步，康复治疗技术也在持续革新。这一领域的专业人才队伍不断扩大，专业化的康复医疗和教育机构数量逐年增加。为了职业院校培养高素质的康复治疗人才，强化临床康复理论基础，推广具有中国特色的现代康复服务理念，我们编写了此《康复治疗基础》教材。

本教材将立德树人作为根本任务，贯彻党的教育方针，为党和国家培养康复治疗人才。党的二十大报告提出推进健康中国建设。在《健康中国行动（2019—2030年）》和《中医药发展战略规划纲要（2016—2030年）》的指引下，根据全国中医药职业教育教学指导委员会和国家中医药管理局教材办公室的指导要求，内容编写注重课程思政，注重提高学生的实际操作能力，确保职业教育与产业需求、岗位要求的紧密结合，以提升中医药职业教育对国民健康和地方经济的贡献。

本教材的主要任务是通过对康复治疗学科内容、基本理论和治疗体系的介绍，引导学生建立专业自信，知悉康复职业胜任力，初步了解临床康复思维，启发学习兴趣。本教材供职业院校康复治疗技术、针灸推拿、中医学、临床医学、护理等专业学生使用。

本教材共五个模块，分别介绍了康复治疗概论、康复治疗的基础理论、康复评定、康复治疗的临床基础和疾病康复治疗基础。在新版教材的编写过程中，注重介绍康复治疗学的形成和发展，更新细化了康复治疗人才的胜任力架构和职业素养要求、康复治疗记录等常用临床康复治疗业务能力要求等内容。

本教材由23位来自全国高等医学院校和医疗机构的专家参与编写。编写分工如下：模块一由王磊、曹震宇、李咨莹和李乐编写，模块二由陈丽娟、黄燕如、罗文娟、罗珊珊、陈天昊和杨小亮编写，模块三由李文惠、徐昂和阿布都艾尼·吐鲁洪编写，模块四由陈红、程宁、印杰松、王琼、王晓梅、牛坤和池太钦编写，模块五由吴淑娥、柏平和吉生敏编写。

本教材同时附有融合出版数字化教材资源，配套提供课程介绍、教学大纲、教学PPT、教学视频和复习思考题等教学资源，供师生学习参考使用。

在本教材的编写过程中，我们根据国内康复治疗教育的现状和发展方向，借鉴和参考了国内外康复治疗相关的优秀教材、著作和文献，在此表示衷心的感谢。因编委水平有限，难免存在不足之处，敬请读者不吝赐教和指正，以便后续修订提高。

《康复治疗基础》编委会

2024 年 10 月

目　录

模块一　康复治疗绪论

【学习目标】

1. 掌握康复治疗的基本概念。
2. 熟悉康复治疗人才职业素养和胜任力的主要内容与意义。
3. 了解康复人才培养现状及未来，康复治疗工作者的伦理道德和法律素养。

项目一　概述及学习康复治疗基础的意义

一、基本概念

（一）康复

1. 康复的概念

随着康复实践的不断开展，康复的概念和内涵也在不断发生改变。自 1942 年全美康复讨论会上第一次确立了康复的定义以来，世界卫生组织（World Health Organization，WHO）对康复的定义做了多次概括。总体而言，康复（rehabilitation）是指综合、协调地应用医学的、社会的、教育的、职业的及其他措施，对病、伤、残者（包括先天性残疾）进行训练和再训练，使他们已经丧失的功能尽快地、最大可能地得到恢复和重建，并在身体、精神和社会能力上尽可能地恢复，以使患者重返社会，提高他们的生存质量。康复尽管无法消除所有的病理改变，但早期、系统、规范的康复治疗仍可使个体生存达到最佳状态。

2. 康复研究的范畴与手段

现代康复的研究内容早已不是单纯的身体功能的恢复，随着人们对健康要求的日益提升，研究内容已经发生了巨大改变，现代康复进入了研究全面康复的新阶段。全面康复是以整体的人（病、伤、残者）为对象，通过提高局部与整体功能水平，最终实现残疾人身心、社会、职业和经济能力的全方位康复。这绝非依靠单一手段即可实现，而是需要依靠不同的康复手段平行介入。这也决定了康复的综合性和多学科性。康复的手段主要有医学康复、教育康复、社会康复、职业康复、康复工程等，医学康复的介入往往要先于其他方面。

（1）医学康复（medical rehabilitation）　即利用医疗手段促进康复，医学领域内使用的一切方法都可以应用，也包括康复医学所特有的各种功能训练。

（2）教育康复（educational rehabilitation）　通过各种教育促进听障儿童、智障儿童、肢体伤残儿童等的康复。对能接受普通教育的残疾人应创造条件使其进入普通学校接受教育；对不能接受教育的残疾人，应开设特殊学校，如专门学校、访问学校等，使其接受特殊的教育。

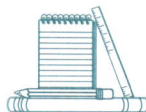

（3）社会康复（social rehabilitation）　从社会的角度推进和保证医疗康复、教育康复、职业康复的进行，维护残疾者的尊严和公平待遇，使其适应家庭、邻里和工作环境，充分参与社会活动，如工伤的认定和处理、社区及居室的无障碍环境设计与改造、康复器材及残疾人用品用具的配备等。

（4）职业康复（vocational rehabilitation）　是指采取适当的手段，帮助伤残人士恢复健康和工作能力，使其重返工作岗位或胜任新的职业，以恢复其正常生活能力。这对于发挥人的潜能、实现价值和尊严、获得独立经济能力、贡献社会很有意义。职业康复包括职业评定、职业训练、选择介绍职业和就业后的随访。

（5）康复工程（rehabilitation engineering，RE）　是应用现代工程学的原理和方法，研究残疾人全面康复中的工程技术问题、残疾人的能力障碍和社会的不利条件，通过假肢、矫形器等辅助器具及环境改造等途径最大限度恢复、代偿或重建患者躯体功能的治疗措施。将工程技术用于无障碍环境改造可以弥补残疾者生活能力的不足。

（二）康复医学

1. 概念

康复医学（rehabilitation medicine）是一门具有独立理论基础、功能评定方法、治疗技能和规范的医学应用学科，旨在加速人体伤病后的恢复进程，预防或减轻患者后遗功能障碍程度，帮助病、伤、残者回归社会，提高其生存质量。康复医学和预防医学、保健医学、临床医学并称为"四大医学"，共同组成全面医学。

2. 内容

康复医学是一门具有专科理论和专业技术的医学科学，又是一门跨学科的应用科学。其主要工作内容包括康复基础学、康复评定、康复治疗技术、临床康复治疗和社区康复等。

（1）康复基础学　是康复医学的理论基础，包括与康复功能训练有关的解剖学、生理学、人体发育学、人体运动学、生物力学、医学心理学及医学工程学等。

（2）康复评定　是在临床检查的基础上，对病、伤、残者的功能状况及其水平进行客观、定性或定量的描述，并对结果做出合理解释的过程，又称功能评定，包括运动功能评定、感觉功能评定、心理与认知功能评定、言语与吞咽功能评定、日常生活活动能力评定及神经电生理评定等。

（3）康复治疗技术　是康复医学的主要内容，包括物理治疗、作业治疗、言语治疗、心理治疗、文娱治疗、中国传统康复治疗、康复护理、康复工程等。

（4）临床康复治疗　是综合采用各种康复治疗手段对各类伤病所致的功能障碍进行的针对性康复医疗实践，包括肌肉骨骼康复、神经康复、内外科疾患康复、疼痛康复、儿童康复等。

（5）社区康复是　利用和依靠社区资源采取综合性的康复措施，使伤病残者得到及时、合理和充分的康复服务，以改善躯体功能、提高生活质量，使其回归正常社会生活。这也是 WHO 在 1976 年提出的一种有效的、经济的康复服务途径。

3. 服务对象

（1）急性伤病及手术后存在功能障碍者。

（2）肢体和器官等损害所引起的各类残疾者，如肢体残疾、听力残疾、言语残疾、视力残疾、精神残疾、智力残疾等。

（3）慢性疾病出现相应的脏器与器官功能障碍者。

（4）自然衰老导致的脏器与器官功能障碍严重影响健康的老年人。

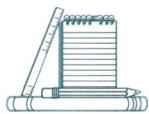

4. 服务方式

（1）机构康复（institution based rehabilitation，IBR）　包括综合医院的康复科、康复门诊、康复中心及特殊的康复机构等。机构康复的优势在于有较完善的康复设备和经过正规训练的各类专业人员，有较高的专业技术水平，能解决病、伤、残者的各种康复问题。其不足是病、伤、残者必须前往这些机构才能得到康复服务。

（2）社区康复（community based rehabilitation，CBR）　社区康复既是康复医学的主要内容之一，也是其主要的服务方式，其优点是服务面广、实用易行、方便快捷、费用低，有利于残疾人回归家庭和社会，因此要大力推广，以解决大多数残疾人的康复问题。社区康复计划应包括转介服务部分，专业的康复技术应由上级机构指导，而一些难以在社区解决的问题，必须向上级机构转送。社区康复目前存在的问题主要是综合实力相对较弱、专业程度不高，有待于进一步提高。

（3）居家康复（home based rehabilitation，HBR）　是指具有一定资质和水平的康复治疗师及相关人员，深入长期卧床患者、老人、残疾人、临终人员和其他需要康复服务者的家庭，提供康复治疗、健康宣教等服务。其不足是服务数量和内容均受一定限制。

以上三种康复服务方式关系密切，没有良好的机构康复就难有良好的社区康复，没有良好的社区康复及居家康复，机构康复也无法解决病、伤、残者的所有康复问题。因此，三者相辅相成，互相制约。

（三）康复治疗学

1. 概念

康复治疗学是康复医学的主要内容，是以主动的功能训练为专门技术的治疗学科，主要研究如何应用非药物、非手术的各种训练性康复治疗手段提高患者的功能。

2. 康复治疗的原则和方法

康复治疗是帮助病、伤、残者获得知识和技能，使他们最大程度获得躯体、精神和社会功能的一个主动的动态过程。康复治疗的原则是早期介入、综合实施、循序渐进、主动参与。其主要方法包括三种：①减轻残疾的方法。②设计获得新的技能和决策能力，从而减轻残疾影响的方法。③帮助改变环境，使残疾人适应环境，将导致残障的可能降到最低的方法。

3. 康复治疗的手段

（1）物理治疗（physical therapy，PT）　是目前应用最普遍的康复治疗手段，分为物理因子治疗和运动治疗。物理因子治疗是使用电、光、声、磁、水、蜡等物理因子进行治疗的方法；运动疗法是采用运动的方式达到改善躯体和脏器功能的治疗方法。

（2）作业治疗（occupational therapy，OT）　是应用有目的的、经过选择的作业活动，对因身体上、精神上、发育上有功能障碍或残疾以致不同程度地丧失生活自理和劳动能力的患者进行评价、治疗和训练的过程，以最大限度地促进患者身体、精神和社会参与等各方面功能障碍的恢复。

（3）言语治疗（speech therapy，ST）　是指针对言语功能障碍和吞咽功能障碍患者给予的针对性治疗。目的是改善患者的沟通交流能力，保障其摄食安全，预防并发症的发生。

（4）心理治疗（psychological therapy）　是通过观察、谈话、实验和心理测验等方法对患者的心理异常进行评定，采用精神支持疗法、暗示疗法、催眠疗法、行为疗法、脱敏疗法、松弛疗法、音乐疗法和心理咨询等对患者进行治疗，使患者以积极、主动的态度参与康复治疗及家庭和社会生活。

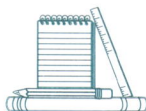

（5）康复工程　详见前文"康复研究的范畴与手段"部分。

（6）中国传统康复治疗（traditional Chinese rehabilitation therapy）　在调整机体整体功能、疼痛处理与控制、身体平衡和协调功能改善等方面应用中国传统治疗方法进行康复治疗，以丰富康复训练，进一步加速患者的功能恢复。

（7）文娱治疗（recreation therapy，RT）　选择患者力所能及的一些文娱、体育活动，对患者进行功能恢复训练，一方面恢复其功能，另一方面使患者得到娱乐。

（8）康复护理（rehabilitation nursing，RN）　除一般基础护理内容外，康复护士还应该理解和熟悉康复医学的基本概念、主要内容和技能，并渗透到整体的护理工作中，使康复的观念和基本技术成为整体护理工作的一部分。康复护理特别要为患者提供良好的康复环境及有益的活动，避免并发症和继发残疾，将功能训练内容与日常生活活动相结合，提高患者的生活自理能力。

（9）社会服务（social service，SS）　在住院时，应帮助患者尽快熟悉、适应新环境，正确面对现实，并寻求社会福利服务和救济部门的帮助；在治疗期间协调患者与治疗人员的关系；出院前向患者提供社会康复方面的指导，如职业培训、指导再就业等。

在康复治疗体系中，其核心是物理治疗、康复工程等现代康复治疗手段，但值得一提的是，我国传统康复治疗技术也在全球范围内越来越受推崇和重视。

二、康复医学学科的形成与发展

（一）中国传统康复医学的形成与发展

中国传统康复医学是运用中医学的理论和方法解决康复医学中所面临问题的医学学科，也有学者称其为"现代中医康复学"。中国古代没有明确的康复医学概念，相关内容散见于历代医家的著作之中，其核心是传统康复疗法。中医内治法和外治法、针灸疗法、推拿疗法、气功疗法、中国传统体育疗法、中国传统音乐疗法等传统康复疗法均有解决或减轻康复医学临床问题的具体措施。这些方法广受国际康复医学界和世界卫生组织关注。

早在远古时代，人们就发现有些动植物具有康复、保健、疗疾的作用，同时人们出于本能的自我救助需要，会用手或石片等抚摩、捶击身体的某些部位，以缓解病痛。在殷商时代的甲骨卜辞中就已有关于按摩的资料。在新石器时代，人们已制造出不同形状的石器用于减轻病痛的折磨。发现火以后，人们认识到了温热的治疗作用，逐渐从应用树枝施灸发展到用艾灸治病。夏商时期酒的酿造已较普遍，汤液（酒）被广泛用于医疗保健。

战国至南北朝是中国传统康复疗法的创立阶段。我国第一部较完善的医理论著《黄帝内经》在论述痿痹、麻木、肌肉痉挛等病证时提倡应用针灸、导引、气功、按摩、熨法等治疗方法。我国最早的脊柱复位方法载于汉代的《引书》，为采用仰卧位颈椎拔伸法治疗落枕。马王堆汉墓出土的帛书《导引图》记载了运用腰背肌锻炼和活动关节的方法治疗腰痛及关节活动困难，并载有《足臂十一脉灸经》《阴阳十一脉灸经》等针灸康复方法。张仲景的《伤寒杂病论》载有导引、吐纳、针灸、膏摩等，用来防治疾病。汉末华佗的膏摩方、五禽戏，《肘后备急方》中面部美容法及拈脊骨皮法、抄腹法的记载，《养性延命录》与《太清道林摄生论》对自我按摩法的论述，这些都为康复疗法的系统化奠定了良好的基础。

隋唐时期是中国传统康复疗法的发展阶段。隋代巢元方的《诸病源候论》记载了"养生方导引法"治疗痹证、手足不遂等。唐代太医署设置按摩科，推拿按摩教学兴起。唐代蔺道人《仙授理伤续断秘方》将推拿手法运用于骨伤科疾病的康复治疗。

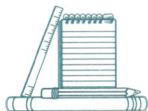

宋代至明代是中国传统康复疗法进一步充实和发展的时期，宋代官方设立了安济坊、养济院等收治老弱病残者的康复医疗机构。王惟一主持设计制造了针灸铜人，著有《铜人穴针灸图经》，对宋代及后世针灸康复疗法的发展具有重要的推动作用。丘处机的《摄生消息论》中记载了大量老年康复与养生的实践。

清代是中国传统康复疗法的鼎盛时期，汤灏的《保生篇》保存了大量的传统康复理论与实践经验。吴谦在《医宗金鉴》中对"正骨八法"进行了详细论述，使推拿手法成为骨科康复治疗的主要手段。

1956 年开始，全国各地陆续建立中医院校，中国传统康复疗法得到了传承和发展。1986 年，北京中医学院（现北京中医药大学）成立养生康复专业，使传统康复疗法进一步发展壮大。2007 年，国家中医药管理局设立"中医康复重点学科"，极大地推动了中医康复的蓬勃发展。我国针灸、推拿技术远传国外，太极拳、易筋经、五禽戏等传统功法及推拿、拔罐、刮痧等传统康复治疗技术已为世界医学界所瞩目。在实施健康中国战略的时代背景下，中国传统康复医学有着巨大的发展空间，将在预防和减轻残疾影响、促进功能障碍患者身心功能恢复、促进全面健康、拉动国民经济增长等方面发挥积极的作用。

（二）现代康复医学的形成与发展

康复医学作为一门独立的医学学科，诞生于 20 世纪 40 年代，迄今只有 70 余年的历史。1910 年，"康复"一词被正式应用于残疾者，同时，保障残疾人福利和就业的相关法律出台。1917 年，美国陆军成立了身体功能重建部和康复治疗部，这是最早的康复机构。同年，美国在纽约成立了"国际残疾人中心"。一战期间，美国为了对伤员进行职业训练，开设康复车间。1919 年，加拿大已应用作业疗法治疗伤员。第一次世界大战之后遗留的战伤如截肢、脊髓及周围神经损伤等导致的功能障碍，成为康复最主要的病种。第二次世界大战后，美、英利用战时取得的康复经验建立了许多康复中心，西欧及北欧深受这种热潮的影响。1946 年，美国康复医学之父 Howard A.Rusk 教授提出了康复医学的系统理论、原则和特有方法。此时，康复治疗已初步贯彻全面康复的原则。1948 年，世界物理治疗联合会成立。1949 年起，美国住院医师的专科培训增设康复医学学科。同年，美国物理医学会更名为美国物理医学与康复学会。1950 年，国际物理医学与康复学会成立。1951 年，WHO 正式成立了康复处，设立了康复专家委员会。1954 年，世界作业治疗师联合会成立。1955 年，Rusk 教授在美国成立了世界康复基金会（World Rehabilitation Foundation，WRF）。在此期间，康复医学作为一门新兴学科迅速成长。1958 年，Rusk 教授主编的教科书《康复医学》面世，这是康复医学专业第一本权威性的经典著作。1960 年，国际伤残者康复协会成立，1969 年更名为康复国际（Rehabilitation International，RI）。同年，Licht 成立了国际康复医学会（International Rehabilitation Medical Association，IRMA），有力地推动了康复机构的建立、康复专业人员的培养和康复医学专业的发展。至此，康复医学已成为一门独立的医学学科。

1970 年以后，康复医学进入发展期。1982 年，我国启动康复医学学科建设，引进了现代康复医学的概念、理论和技术，出台了有关的政策、法令。1983 年，中国康复医学研究会成立，标志着我国康复医学学科正式形成。1988 年中国康复医学研究会更名为中国康复医学会，同年成立的中国残疾人联合会又下设康复协会。20 世纪 80 年代中后期，各级康复工作机构先后建立，各级专门的康复医疗机构成立，许多综合医院建立了康复医学科。90 年代以后，国家出台了一系列政策，极大地推动了我国康复医学事业的发展。尽管我国康复医学起步较晚，但发展迅速，

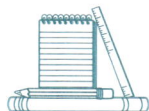

尤其是我国康复工作者将独到的中医康复医学与西医现代康复医学技术融会贯通，积极开展国际学术交流，相互借鉴，取长补短，使得我国康复医学取得了令人瞩目的成就。

知识链接

我国康复医疗发展的政策背景

1996 年起，我国的卫生行政部门规定综合医院应建立康复医学科作为临床二级学科，明确了学科的定位。2009 年《国务院关于深化医药卫生体制改革的意见》中提出预防、治疗、康复三结合的方针。2010 年康复治疗正式纳入国家医保的范畴。2011 年我国开始建设康复医疗服务体系，颁布《综合医院康复医学科建设与管理指南》。2012 年颁布的《"十二五"时期康复医疗工作指导意见》特别强调疾病早期康复治疗可以避免残疾的发生或减轻残疾程度、改善患者生活质量、减轻家庭和社会的负担；同年《康复医院基本标准》颁布。2013 年国务院印发了《关于促进健康服务业发展的若干意见》。2015 年国务院办公厅发布《关于推进分级诊疗制度建设的指导意见》，强调完善治疗 – 康复 – 长期护理服务链，要求加强康复医疗的发展。2016 年国务院印发《"十三五"深化医药卫生体制改革规划》，指出提升乡镇卫生院开展康复等医疗服务的能力。2019 年我国发布《健康中国行动（2019—2030 年）》，再次提到："加强残疾人专业康复机构、康复医疗机构和基层医疗康复设施、人才队伍建设，健全衔接协作机制，不断提高康复保障水平。" 2021 年发布的《关于加快推进康复医疗工作发展的意见》提出健全完善康复医疗服务体系，加强县级医院和基层医疗机构康复医疗能力建设。2023 年，中共中央办公厅、国务院办公厅印发了《关于进一步深化改革促进乡村医疗卫生体系健康发展的意见》，指出要全面提升乡镇卫生院的防病治病和健康管理能力，鼓励拓展康复医疗。

三、康复医学发展的时代背景

目前，随着医学模式的转变、疾病谱的变化、健康理念的提高，以及各类意外事故的增多，社会对康复治疗的需求大大增加，促进了康复医学事业的发展。

（一）医学模式的转变

医学模式的发展经历了古代神灵主义医学模式、自然哲学医学模式、生物医学模式、生物 – 心理 – 社会医学模式等几个阶段。单纯的"生物医学模式"没有考虑心理因素和社会因素在人们健康和疾病中发挥的作用，具有一定的片面性。随着社会的进步和发展，生物 – 心理 – 社会医学模式的产生成为必然。这一新的医学模式的建立，促使医学更全面地探索人类的心理变化和躯体疾病之间的内在联系，更深刻地揭示了人类为战胜疾病与维护健康而斗争的科学本质，并据此探索出预防和治疗疾病的更全面、更有效的方法。康复医学的内涵与新医学模式一致，生物 - 心理 - 社会医学模式也是康复医学重视提高功能与全面康复的理论基础，可以促进康复医学的发展。

（二）疾病谱的变化

20 世纪 50 年代以后，人类的疾病谱和死亡谱发生了根本性的变化。20 世纪初，威胁人类健康的疾病主要是急慢性传染病、营养不良性疾病、寄生虫病等。20 世纪后半叶，心血管病、恶性肿瘤和脑血管病居于疾病谱的前三位。21 世纪，人口老龄化造成的老年病和慢性病逐渐增多，

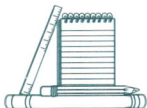

而这些疾病往往遗留不同程度的功能障碍，迫切需要康复的介入，以提高患者的生活质量。

（三）健康理念的提高

1947 年，WHO 提出了著名的健康三维概念："健康乃是一种身体上、心理上和社会上的完满状态，而不仅仅是没有疾病或虚弱。"这个概念从三维角度衡量健康的水平，是生物 – 心理 – 社会医学模式在健康概念中的具体体现。1990 年，WHO 进一步定义了四维健康概念，即"一个人在身体健康、心理健康、社会适应健康和道德健康四个方面皆健全"，说明了人类对健康的理解越来越完善，对健康的要求越来越高。从康复医学的角度来看，伤病患者的心理状态对整个康复治疗过程能否顺利进行起着至关重要的作用。

四、康复治疗学的形成与发展

（一）早期康复治疗

康复治疗手段是人类在长期与疾病斗争的过程中逐渐积累和发展起来的。康复治疗技术在古代文明中有着不同历史时期和地域的表现形式，体现了当时人们对健康和疾病的理解，许多方法和理念至今仍对现代康复治疗有着重要的影响和启示。在中国古代，康复治疗的手段多种多样，包括针灸、拔罐、推拿按摩、导引、中药熏蒸等，还有使用水疗、磁疗和光疗的记载，如温泉浴利用水的温度和矿物质成分对疾病进行治疗，使用磁石和日光治疗疾病。在古埃及、古希腊和印度阿育吠陀医学体系中也有康复治疗的元素：通过饮食、草药、按摩来治疗疾病，以及强调体育锻炼在促进健康中的重要性。

（二）现代康复治疗的起源

现代康复治疗的起源主要包括物理治疗、作业治疗、言语治疗和康复工程这几个方面。物理治疗起源于被称为"瑞典体操之父"的 Per Henrik Ling 于 1813 年创立的皇家中央体操学院，他在此教授按摩、手法治疗和运动。1851 年，"物理治疗"一词首次以德语形式"Physiotherapie"出现在巴伐利亚军医 Lorenz Gleich 博士的一篇文章中。1894 年发表在《蒙特利尔医学杂志》上的一篇英文文章中，Edward Playter 博士使用了"Physiotherapy"一词。19 世纪后期的英国和美国，骨科医生雇佣过按摩、矫形运动和体育教育训练的年轻女性来治疗残疾和畸形儿童。1916 年在大西洋中部和新英格兰州暴发脊髓灰质炎大流行，当地进一步招募女性作为治疗助手，推动了物理治疗技术的应用。第一次世界大战是物理治疗制度化的重要转折点，女性被招募来帮助骨科医生恢复受伤士兵的身体功能。1918 年，这些女性被分配到新成立的美国陆军外科总长办公室的特殊医院和物理重建部，这些"重建助手"以平民身份在军医院服务。

第一次世界大战后，物理治疗学校的建立加速，例如在华盛顿特区的沃尔特·里德陆军医院建立的第一所物理治疗学校，以及随后在哥伦比亚大学教师学院和俄勒冈州尤金市的里德学院等地建立的其他学校。战争结束前，这些学校和学院培训了近 2000 名女性，其中约 300 人在海外服务。

物理治疗技术在治疗和康复受伤者方面的成功确保了该领域的持续增长。战后，之前用于恢复和维持战斗力的努力被重新定向，用于在日益增长的工业社会中恢复和维持劳动力。

作业治疗的起源可以追溯到 19 世纪末 20 世纪初。当时，一些医生和护理人员开始注重通过各种治疗性活动（作业）来帮助残障或有特殊需求的患者重新适应生活和工作。这种将"有目的的活动"作为主要治疗手段的做法奠定了作业治疗学的基础。作业治疗的先驱者像 Adolf Meyer 这样的医生认为，通过作业活动可以帮助患者恢复和发展他们的能力，特别是在精神疾病和身体残疾方面。两次世界大战期间，作业治疗作为一种康复手段被广泛应用于帮助受伤士兵

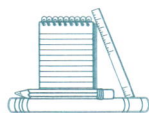

恢复日常生活技能和职业技能。到 20 世纪中叶，作业治疗开始发展为一个专业化领域，逐渐有了自己的教育和实践标准。

言语治疗学起源于 19 世纪，前身主要关注演说和口才的提升，后来 Andrew Comstock 和 Alexander Graham Bell 等人开始为有语言或听力障碍的人提供帮助。到 19 世纪中下叶，专业人员数量增加，这些专业人员开始合作并推动语言治疗领域的专业化。到二战结束，语言治疗完成了科学、学术和实践的初始化。

康复工程学始于 20 世纪初，特别是在两次世界大战之后，对于受伤士兵的假肢、矫形器和康复辅助器具的需求促进了该领域的发展。随着电子技术和精密机械的发展，康复工程开始形成一门新兴的交叉学科。

（三）康复治疗学的形成

来自英国的恩薇露（Glsdys V.L.Nunn）于 1923 年在齐鲁大学医院建立了物理治疗科。同年，来自美国的 Mary McMillan 也在北平协和医院建立了物理治疗科。恩薇露编著了我国首部《物理疗法》，于 1935 年由中华医学会编印部出版发行。

我国自 20 世纪 80 年代初引进现代康复医学以来，康复医疗事业发展迅速。在世界卫生组织的帮助下，我国先后在南京医科大学、同济医科大学、中国康复研究中心等单位建立康复治疗专业人员教育培训基地，培训了一批康复医生、康复治疗师和康复护理人员。随着各级综合医院康复医学科、康复专科医院的成立，康复治疗师的岗位需求大增，但由于我国康复治疗教育滞后，难以满足这一需求，因此急需加强康复治疗人才的培养，提高康复治疗师队伍的质量。在教育部门的规划指导下，我国随即开始了各个层次康复治疗人员的学历教育，康复治疗学学科逐步形成。

教育部在 2000 年制定的"中等职业学校专业目录"中，增加了康复技术专业，招生对象为初中毕业生，学制三年，此为中专层次的康复治疗技术学历教育。专科层次的康复治疗技术学历教育分两种，一种是五年制高等职业教育，招生对象为初中毕业生，学制五年，毕业后获得大专学历。另一种是三年制大专，招生对象为高中或中专毕业生，参加全国高考或对口高职考试。

2002 年，我国内地康复治疗专业教育的发展开始取得重大的突破，进入一个蓬勃发展的新阶段。原卫生部通过专题研究，形成了《我国康复治疗技术教育改革与发展白皮书》《关于我国康复治疗结束岗位任务分析》《我国康复治疗技术人才准入标准》等文件，这些文件是我国康复治疗专业教育走向规范化、现代化的里程碑。2002 年，首都医科大学、南京医科大学率先开设了与国际接轨的康复治疗本科专业。教育部于 2003 年正式批准在全日制正规高等教育中设立康复治疗学本科专业，学制四年，毕业时授予理学士学位。随即越来越多的国内高校开设康复治疗学本科教育。

随着康复治疗技术教育的发展，专科层次的康复治疗技术专业学生可以通过专升本和专转本的途径进入本科阶段的学习。学生本科毕业后还可以考研，攻读康复医学与理疗学或医学技术的研究生，进一步提升学历，也可以申请境外学校康复相关专业的研究生。

（四）当代康复治疗学的发展

国外康复治疗学经过几十年的发展，已经比较成熟规范。许多国家已经制定了支持康复治疗学发展的政策，并在立法中明确规定了康复治疗师的执业标准和规范。国外康复治疗学教育体系较为完善，包括本科、硕士和博士学位教育，注重理论与实践相结合，并有严格的资格认证体系。康复治疗学与医学、心理学、工程学等多个学科领域进行交叉合作，形成了多元化的治疗手段和研究方向。现代科技如虚拟现实（VR）、机器人技术、人工智能（AI）等在康复治疗

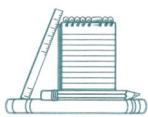

领域的应用日益广泛，提高了治疗的效率和质量。通过几十年不断的大量研究投入，新的治疗技术和方法不断得到探索，循证医学的发展得到重视。国际康复治疗师联盟等组织促进了全球康复治疗学的交流与合作，提高了各国康复治疗的水平。社区康复和家庭康复在国外得到了广泛的推广和应用，为患者提供了更加便捷和个性化的康复服务。许多国家的医疗保险制度覆盖了康复治疗服务，降低了患者的经济负担。以患者为中心的服务理念在国外康复治疗中得到了深入实施，患者的个体化需求和参与度得到重视。国外康复治疗机构普遍建立了严格的质量控制和评估体系，确保治疗服务的安全性和有效性。

现今，国内康复治疗学正处于快速发展阶段，随着人口老龄化的加剧和慢性病患者数量的增加，康复治疗需求日益增长。政府政策的支持、人才培养体系的完善、技术应用的创新，以及医保制度的改革等多方面因素共同推动了国内康复治疗学的快速发展，为患者提供了更加全面和高质量的康复服务。国家层面出台了多项政策，如《关于印发加快推进康复医疗工作发展意见的通知》等，旨在完善康复医疗服务体系，提高康复医疗服务能力。努力构建完善的康复医疗服务体系，包括增加康复医疗机构数量、提升县级医院和基层医疗机构的康复服务能力。中国康复治疗专业人才培养体系正在逐步完善，国家鼓励有条件的院校设置相关专业，加强临床实践能力的培养。通过和国外大学康复治疗专业合作办学，培养具有国际视野和中西医结合的康复治疗人才。随着康复治疗技术的不断进步，如康复机器人、智能康复设备等现代科技在国内康复治疗中的应用也日益广泛。康复治疗服务逐步被纳入医保支付范围，减轻了患者的经济负担。社区和居家康复的发展推动康复医疗服务向社区和家庭延伸，"互联网＋"等创新模式为患者提供了更加便捷的康复服务。中医康复服务在康复治疗中占有重要地位，通过中医药、针灸、推拿等传统康复手段促进患者康复。加强康复医疗信息化建设，利用云计算、大数据等技术优化康复医疗服务流程。国家卫生健康委发布了《康复治疗专业人员培训大纲（2023年版）》，指导各地加强专业人员培训。康复医学领域的学术研究不断深入，取得了一系列新的研究成果。

（五）康复治疗学未来趋势

未来的康复治疗学将往更加智能化、个性化和全面化的方向发展，通过跨学科协作不断提升患者的生活质量。康复治疗领域必将在医疗技术、健康管理及社会发展等方面发挥越来越重要的作用。

1. 提供更加精准和个体化的治疗方案

随着生物医学和信息技术的进步，康复治疗学将能够更加准确地评估患者的个体需求，并提供针对性的治疗方案。通过大数据分析、智能设备监测等手段，治疗师能够更好地了解每个患者的具体情况，制订更加精准的康复计划。

2. 融合新兴技术的创新治疗手段

虚拟现实、机器人、3D打印等新兴技术将被广泛应用于康复领域。这些技术能够提供更加沉浸式、交互式的治疗环境，大幅提升治疗的吸引力和效果。此外，智能义肢、外骨骼等辅助设备也将帮助患者更好地重获独立生活的能力。

3. 注重全生命周期的健康管理

康复治疗不再仅局限于疾病和伤害的恢复，而是将重点转移到整个生命周期内的健康管理。康复专业人士将更多地参与预防、健康教育、老年护理等领域，帮助个人和群体保持最佳的身心状态。

4. 实现跨学科、跨领域的协作模式

更加注重与其他医疗专业及社会服务领域的密切合作。医生、护士、作业治疗师、物理治

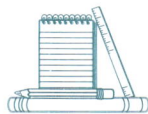

疗师等各类专业人士将通力合作，为患者提供全方位的整合性服务。同时，康复治疗也将与教育、工作、社区等领域紧密结合。

5. 注重全球化和本土化并重的发展

在医疗技术和服务标准的全球趋同化背景下，康复治疗学也将呈现出更加国际化的发展态势。同时，各地区也将根据自身的文化背景和资源条件，探索出符合本土特点的康复模式。

五、康复医学与其他医学的关系

（一）康复医学与预防医学

利用人体自身的免疫力预防病变的医学称为预防医学。预防医学与康复医学在三级预防的概念上是一致的。通过积极的措施，例如健身锻炼和合理的生活习惯，防止疾病的发生，以降低功能障碍发生的可能性。许多疾病在发病后都需要积极的康复介入，以预防继发性功能障碍或残疾的发生。发生功能障碍后，可以通过积极的康复锻炼防止功能障碍的加重或恶化。康复医学和预防医学的理念在上述方面基本一致。

（二）康复医学与保健医学

保健医学强调通过主动锻炼，提高机体对外界环境的适应力和对疾病的抵抗力。保健对象需要临床医学、预防医学和康复医学的综合服务。保健医学是介于临床、预防和康复之间的学科。

（三）康复医学与临床医学

康复治疗的过程往往需配合临床治疗，临床治疗过程中亦需康复治疗的介入。例如骨折、脑卒中、脊髓损伤、脑外伤等疾病治疗过程中，均需通过早期活动和功能锻炼来缩短住院时间，提高功能恢复的程度。因此，康复医学应尽早介入，和临床治疗共同构成整体治疗方案，它并不是临床治疗的后续或临床治疗的重复内容（表1-1）。

表 1-1   临床医学与康复医学的区别

项目	临床医学	康复医学
对象	疾病（患病的个体）	功能障碍（病残的个体）
目的	治愈疾病或稳定病情	功能恢复（国际功能、残疾与健康分类三个水平）
诊断或评价	疾病诊断（按国际疾病分类）	功能评定（按国际功能、残疾与健康分类）
治疗手段	以药物治疗和手术为主	主动性康复训练为主（如物理治疗、心理治疗等）
专业人员	医疗小组（医生、护士等）	康复小组（康复医师、康复护士、康复治疗师等）
后果	治愈、好转、无效、死亡	三个层次上的功能提高程度
社会性	主要从医学的角度考虑	主要从社会学的角度考虑

六、学习康复治疗基础的意义

（一）学术意义

康复治疗基础是康复治疗专业的引导课程，它涵盖了康复治疗概论、残疾学、人体发育学、康复评定、疾病康复等内容。通过系统的课程学习和实践训练，能够掌握各种康复治疗技术理论知识和技能，还能把握康复治疗学的发展方向。通过课程设置实现学科之间的渗透，可以丰富知识，开阔视野，拓宽思维，培养明确的自学、发明、创造等科学精神，提高康复治疗工作者对康复医学的认识和理解，从而更好地为患者提供服务，帮助他们恢复身体功能，提高生活

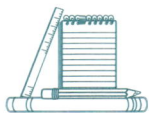

质量，最终回归社会。

（二）社会意义

学习康复治疗基础的社会意义在于帮助患者恢复身体功能，提高他们的生活质量，减轻家庭和社会的负担，促进社会和谐发展。

康复治疗的发展历程表明，它对于患者的全面康复和重返社会具有重要意义。康复治疗通过运用医学物理的方法，对患者的功能恢复及身体状况进行系统的康复治疗，旨在最大程度地恢复患者的身体功能，减轻其疼痛，提高其生活质量。此外，康复治疗还能预防患者患病后继发障碍的发生与发展，积极防治肌肉萎缩、关节僵硬、压疮等并发症，维持心肺及循环功能，促进患者功能障碍的恢复，为后续的系统康复打下基础。同时，康复医学不仅关注患者的身体功能状况，还关注其心理和社会适应能力，通过全面的康复计划帮助患者提高日常生活活动能力和生活质量，克服心理障碍，增强自信心，提高应对困难和挫折的能力，使患者能够更好地融入社会，享受生活，从而减轻家庭和社会的负担。

因此，康复治疗不仅对个体患者的康复具有重要意义，还在减轻家庭和社会负担、提高社会生产力和人口素质、促进社会和谐发展等方面发挥着不可替代的作用。

项目二　康复治疗人员的职业要求

一、康复治疗团队的组成与职责

（一）康复治疗团队的工作内容

康复治疗团队的工作内容主要是应用各种康复治疗方法，减轻或消除患者的功能障碍，弥补或重建其功能缺失，改善和提高患者各方面的功能状态。主要方法包括：物理疗法、作业疗法、心理康复、康复工程、中国传统康复治疗、文体治疗和康复护理等。

（二）康复治疗团队的人员组成

康复医学跨专业、跨学科的特点决定了康复工作需要多学科、多专业人员共同参与并组成康复团队（图1-1），以治疗组（team work）的形式开展。康复医师为小组负责人，成员包括康复护士、物理治疗师、作业治疗师、言语治疗师、假肢及矫形器师、心理治疗师、文体活动治疗师和社会工作者等。近些年来，康复医学发展迅速，康复专业治疗组又出现了以下一些专业人员，包括音乐治疗师、舞蹈治疗师、园艺治疗师、儿童生活指导专家和康复营养师等。

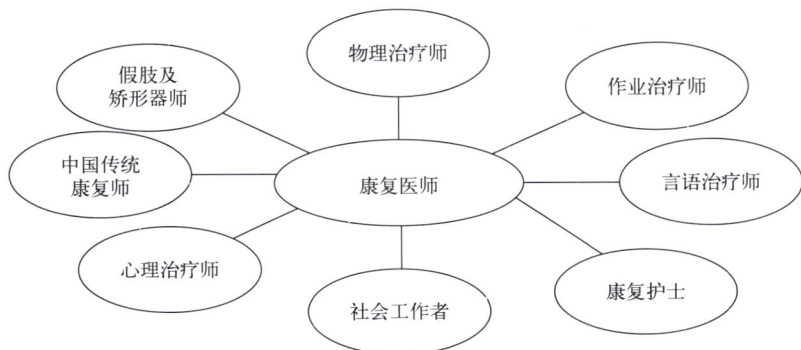

图1-1　康复治疗团队组成

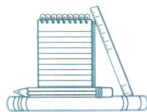

（三）康复治疗团队的人员职责

近年来，我国康复医学专业人才培养数量逐年递增，康复医疗队伍不断发展壮大，各类康复医疗人员的职责正逐步明确。现参考国内外一些发展成熟的康复中心（医院）及综合医院康复医学科建立的岗位责任制度，结合临床，综合介绍康复医疗人员的职责。

1. 康复医师

康复医师（rehabilitation doctor，RD）担任治疗组组长的角色，负责患者的诊断、确定关键的功能障碍及制订康复目标和治疗计划。主要职责包括：

（1）接诊患者，采集病历及进行体格检查。经过功能评估后，列出患者存在的有待康复的问题，制订进一步检查、观察及康复治疗计划。

（2）对住院患者负责查房或会诊，及时开出临床医嘱或做出康复处理。对门诊患者进行复诊及康复处理。

（3）指导、监督、协调各部门的康复治疗工作。

（4）主持开展病例讨论会及出院前的评定分析总结会（决定能不能出院及出院后的继续康复计划）。

（5）资深康复医师主持康复治疗组，负责领导本专业领域的康复医疗、科研、教学工作。

2. 康复护士

康复护士（rehabilitation nurse，RN）在康复病区工作，负责住院患者的临床康复护理。主要职责包括：

（1）执行基本护理任务。

（2）执行康复护理任务，具体包括：①体位护理并协助患者做体位转移。②膀胱护理。③肠道护理（控制排便训练等）。④压疮护理。⑤康复心理护理。⑥配合康复治疗部门在病区为患者进行床上或床边基本的理疗、体疗、作业治疗（尤其是日常生活活动能力训练），对有言语能力障碍者鼓励对话。⑦指导患者使用轮椅、假肢、矫形器及自助器具等训练。

（3）对患者及其家属进行康复知识宣传教育。

（4）从事医学社会工作者的工作，成为患者与家属之间、患者与工作单位之间、患者与社区之间的桥梁，向相关人员反映患者的思想情绪、困难和要求。

（5）重视病房环境管理，保持病区整齐、清洁、安静，保证患者有良好的生理和心理康复环境。

3. 物理治疗师

物理治疗师（physical therapist，PT）主要负责躯体和肢体运动功能的评估和训练，特别是对神经、肌肉、骨关节和心肺功能的评估与训练。经评估后制订和执行运动治疗和理疗计划。主要职责包括：

（1）进行运动功能评估，如对肌力、关节活动范围、平衡能力、体位转移能力、步行能力及步态的评估。

（2）指导患者进行增强肌力、耐力的练习。

（3）指导患者进行增加关节活动范围的训练。

（4）指导患者进行平衡功能、转移及步行训练，提高患者步行能力，纠正其异常步态。

（5）指导患者进行各种矫正体操、医疗体操，提高神经、肌肉及骨关节等的运动功能，并调整内脏功能和精神心理状态。

（6）为患者进行牵引治疗、手法治疗和推拿治疗。

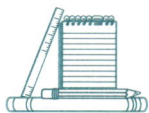

（7）指导患者进行健身跑、太极拳、八段锦、医疗气功等，以增强体质、调整内脏功能、促进康复。

（8）为患者进行电疗、水疗、光疗、超声治疗、热疗、冷疗、磁疗等物理因子治疗及生物反馈治疗。

（9）对患者进行有关保持和发展运动功能的健康教育。

4. 作业治疗师

作业治疗师（occupational therapist，OT）主要指导患者通过进行有目的的作业活动，恢复或改善其生活自理、学习和职业工作能力。对永久性残障患者，教会其使用各种辅助器具，或调整家居和工作环境，以弥补患者功能的不足。主要职责包括：

（1）功能检查及评估：包括日常生活活动能力、感觉及知觉、认知能力、家务活动能力等。

（2）指导患者进行日常生活活动能力训练。

（3）指导患者进行感觉、知觉训练。

（4）指导患者进行家务活动能力训练，包括简化操作、减少体力消耗、避免劳累等。

（5）指导患者使用生活辅助器具、轮椅、假肢和各种支具。

（6）指导患者进行工艺品制作，如编织、泥塑、手工艺品制作等。

（7）指导患者在职业训练车间进行职业劳动训练（木工、纺织、机械等，也可由技工指导）。

（8）指导患者进行认知功能训练。

（9）单独或配合职业咨询师，对需改变职业工种的患者进行职业能力、兴趣的评估，并做职业前咨询指导。

（10）了解及评价患者家居房屋的建筑设施条件，如有对患者构成障碍及不便之处，提出装修改造的建议。

5. 言语治疗师

言语治疗师（speech therapist，ST）对有言语障碍的患者进行训练，以改善其言语沟通能力，主要职责包括：

（1）对言语能力进行检查评估，如对构音能力、失语症、听力及吞咽功能等进行评定。

（2）对由神经系统病损、缺陷引起的言语交流障碍（如失语症、口吃等）进行言语训练。

（3）发音、构音训练。

（4）无喉语言训练（食管音、人工喉发音）。

（5）喉切除、舌切除手术前相关言语功能的咨询指导。

（6）对由口腔缺陷（舌切除后、腭切除后）引起的语言交流障碍进行训练，改善构音能力。

（7）指导患者使用非语音性言语沟通器具。

（8）对有吞咽功能障碍患者进行治疗和处理。

（9）对患者及其家人进行有关言语交流及吞咽问题的康复教育。

6. 假肢及矫形器师

假肢及矫形器师（prosthetist & orthotist，P&O）在假肢及矫形器科（室）专科门诊中工作，接受康复医师或矫形外科医师介绍来诊的患者。主要职责包括：

（1）假肢 / 矫形器制作前，对患者进行肢体测量及功能检查，确定制作处方。

（2）根据制作处方制作假肢 / 矫形器。

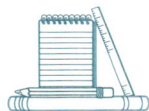

（3）指导患者试穿做好的假肢/矫形器，并做检查，进一步修整，直至合适。

（4）指导患者正确保养和使用假肢/矫形器。

（5）根据穿戴使用复查结果，对不合适或破损的假肢/矫形器进行修整或修补。

7. 心理治疗师（临床心理工作者）

心理治疗师（psychotherapist）在康复治疗组内配合其他人员为患者进行必要的临床心理测验，提供心理咨询及必要的心理治疗，帮助治疗组和患者本人恰当地确定康复目标，以便以心理康复促进患者的全面康复。主要职责包括：

（1）进行临床心理测验和评定，如精神状态测定（焦虑症、抑郁症等）、人格测验、智力测验、职业适应性测验等。

（2）根据心理测验结果，从心理学角度对患者总体功能评估及治疗计划提供诊断和治疗意见。

（3）对患者进行心理咨询服务，特别是对如何对待残疾、处理婚恋家庭问题和职业问题等提供咨询。

8. 文体活动治疗师

文体活动治疗师（recreation therapist，RT）通过组织患者（特别是老人、儿童残疾者）参加适当的文体活动，促进其身心康复并重返社会。主要职责包括：

（1）了解和评定患者的生活方式、业余爱好、兴趣、社交能力、情绪行为等特点。

（2）制订患者的文体活动治疗计划。

（3）组织患者参加对身心功能有治疗意义的文体活动，如游戏、文艺表演、音乐欣赏、电影欣赏、室内球类活动（台球、保龄球等）。

（4）组织患者参加治疗性体育运动和残疾人适应性体育运动，如乒乓球、轮椅篮球、游泳、羽毛球、划船等。

（5）组织患者走向社会，到医院外参加有趣或有意义的社交活动，如购物、参观、参加夏令营活动、社区俱乐部活动、节日庆祝活动，促进患者与社会的有机融合。

（6）指导患者建立均衡、健康的生活方式。

9. 医学社会工作者

医学社会工作者（social worker）负责与患者家属和社区联络，评定患者的家居、家庭收入情况、就业情况、生活方式，为患者做出院安排，为患者家属排忧解难。主要职责包括：

（1）了解患者的生活方式、家庭情况、经济情况及在社会中的处境，评估其在回归社会的过程中有待解决的问题。

（2）向患者征询意见，了解其愿望和要求，共同探讨在出院后准备如何适应家庭生活和回归社会的问题。

（3）帮助患者与其家庭、工作单位、街道（乡镇）政府福利部门和有关社会团体联系，为患者回归社会创造条件。

10. 音乐治疗师

音乐治疗师（music therapist）的职责包括：

（1）训练患者通过弹奏适宜的乐器，或随着音乐节拍做体操，以改善和发展其运动功能，尤其是改善运动的协调性。

（2）指导患者通过听适宜的乐曲，达到松弛、镇静的效果，以控制情绪，减轻焦虑，缓解疼痛。

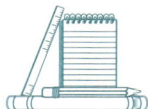

（3）指导患者通过唱歌进行构音训练和曲调韵律治疗，以改善其言语功能。

（4）以音乐疗法作为社会康复和心理治疗手段，组织患者进行集体的音乐活动（唱歌、乐器弹奏表演等），以改善其社交技能，提高其自信心和自尊心。

（5）在对晚期癌症或其他慢性病患者进行安抚性医护的工作中，以音乐疗法（唱歌、听曲）为手段，调剂患者的生活，改善其情绪。

（6）训练某些残疾人（如视力残疾者）学习音乐，帮助他们以音乐作为职业。

11. 舞蹈治疗师

舞蹈治疗师（dance therapist）指导和组织患者练习舞蹈，通过舞蹈活动改善其身体和动作的协调性、灵活性，改善情绪及促进康复。

12. 园艺治疗师

园艺治疗师（horticultural therapist）的职责包括：

（1）指导和组织患者栽培花草、制作盆景及花园设计，以改善其身心功能。

（2）对某些残疾人进行园艺职业的训练，帮助他们以园艺为职业。

（3）应用琴、棋、书、画等技艺帮助患者获取一定的技能，并进行整体治疗。

13. 职业咨询师

职业咨询师（vocational counselor，VC）作为促进患者职业康复的工作人员，在康复中心（医院）的职责包括：

（1）了解和评估患者的职业兴趣、基础和能力。

（2）对新就业和需改变职业的患者提供咨询。

（3）组织集体或个别的求职技能训练，如开设讲座、培训患者如何写求职信和参加求职面试。

（4）帮助患者与职业培训中心、民政福利与劳动人事部门等联系，提供就业信息。

14. 中国传统康复师

中国传统康复师（traditional Chinese physician）为我国康复医疗机构特有的专业工作人员。传统康复师参与康复治疗组的工作能使康复医疗贯彻中西医结合的原则，更好地发挥中医学的优势。主要职责包括：

（1）参加治疗组病例讨论（评价）会，从中医学角度对患者总体康复计划的制订提出建议。

（2）负责院内和治疗组内的中医会诊，及时对需使用中医方法以促进康复的患者开出医嘱、处方。

（3）在治疗组中或根据医师转诊要求，经诊察后对患者采用相应的中医传统康复技术（针灸、推拿、导引等）进行治疗，促进患者身心康复。

二、康复治疗人才培养的国内外现状与未来

（一）国内康复治疗师培养

据国家卫生健康委估计，我国康复治疗师的需求至少为 30 万人。为了满足巨大的社会需求，从 2001 年教育部开设第一个康复治疗本科专业以来，现今已有 80 多所本科院校相继开设了康复治疗学专业，为临床输送了大量康复治疗专业人才，在一定程度上缓解了康复专业人才紧缺的局面。学生毕业后通过就业分化为物理治疗师、作业治疗师、言语治疗师等。目前国内的一些院校已经开始尝试与国际接轨，走向专业分化的道路，并取得了世界物理治疗师联盟或世界作业治疗联盟的课程认证。以首都医科大学、昆明医科大学、中山大学医学院为代表的医

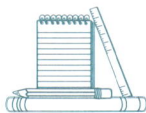

学院校，完全借鉴国外成熟教育模式，以培养高级物理治疗师及作业治疗师为目标，并在培养目标、课程设置等方面与国际接轨，课程设置按照世界作业治疗师联盟和世界物理治疗师联盟的教育标准制定。

以成都中医药大学、上海中医药大学等为代表的中医药院校，结合国内对康复治疗学专业的人才需求特点，在培养目标上不分专业方向，课程设置上加大中医传统康复疗法的课程比例，从而突出中西医结合的培养特点。

首都医科大学、昆明医科大学、南京医科大学分物理治疗师和作业治疗师两个方向进行培养，中山大学以物理治疗师方向为主，福建医科大学设置五年制康复医师、四年制康复治疗师专业，而其他院校则根据实际人才需求，培养掌握各种康复技能的康复治疗师。随着社会发展和国际交流的日益深入，康复治疗师的培养将会以分专业培养为发展方向。目前国内大多数康复治疗专业的学历教育以本科为主（四年制），取得理学学士学位。高职、中职院校还设置了康复治疗技术类大专、中专专业，学生可以通过专转本、专升本、专接本等渠道提升学历。目前已有约150所院校开设了康复医学与理疗学、康复治疗学、运动康复类专业等康复相关专业的硕士点，已培养硕士生近千人，研究方向以神经、肌骨、心肺、儿童康复居多。此外，云南中医药大学开设有中西医结合康复学硕士专业，是目前唯一一所招收中西医结合康复专业硕士的院校。结合国内现状，康复硕士教育事业正努力发展，但与美国、加拿大等部分发达国家相比仍有较大差距。

中国香港地区的人才培养模式是与国际同步接轨的。在康复本科教育上，亚专业的细化直接影响着毕业生未来的就业方向。在基础科目和治疗科目完成后，学生可选择更加细化的专业科目，最终获得物理治疗学或职业治疗学的理学学士学位。中国台湾地区学术体系分为三个阶段，大学本科四年，硕士研究生三年，博士生三年及以上。复健医学专业分科比大陆要细，主要分为物理治疗、职能治疗专业，有些高校还设置言语治疗和呼吸治疗专业。中国台湾、中国香港地区的康复治疗博士、硕士教育体系也发展得较为完善，涌现出许多康复治疗领域的高端人才。

国内各院校康复治疗学教育的教学目标、教学计划和课程设置等有待进一步统一并规范化、国际化。未来的方向是按社会需求培养不同层次的康复治疗师，有条件的院校应开展物理治疗师、作业治疗师、言语治疗师等不同方向的专业细化培养，着重培养毕业生的实践能力和研究能力，加强康复治疗专业的本科学历教育，积极开办研究生及更高层次的教育，在符合我国国情的基础上力争与国际康复治疗专业教育接轨。

（二）国外康复治疗师培养

国外的康复医学发展已经有70余年的历史，形成了一套比较成熟的教育、培训、就业体系，无论在学历教育还是行业准入方面均已比较完善，其毕业生大多为大学本科（四年制），毕业授予理学学士学位。精细化的专业分支也是国外康复医学发展的特征之一。国外康复专业团队比较健全，康复治疗师可分为物理治疗师、作业疗法师、言语治疗师、假肢矫形师、呼吸治疗师、康复咨询师等，还有管理经理、营养师、宗教师、社会工作者。国外康复治疗教育已经非常成熟，具有专门的 PT 学院、OT 学院、ST 学院等，对学生的培养侧重专业化、精细化，就业方向十分明确。

美国物理治疗教育与临床医学专业一样，采取研究生教育，学制为六年，即就读者必须先完成大学本科教育才可以申请物理治疗专业。美国有两种形式的物理治疗学历教育，一是物理治疗博士学位（doctor of physical therapy，DPT），学制一般是三年；二是物理治疗硕

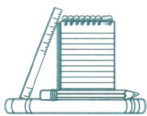

士（master of physical therapy，MPT）或者物理治疗科研硕士学位（master of science in physical therapy，MSPT）。目前总体的发展趋势是全部向博士教育转变，2014 年以后，美国已不再设置物理治疗硕士专业。在美国从业的物理治疗师，必须从美国物理治疗教育认证委员会认证的物理治疗学专业毕业，并且通过国家物理治疗师执业资格考试。毕业后可以继续学习取得美国物理治疗专业执照委员会（American Board of Physical Therapy Specialties，ABPTS）授予的专业资格证书，成为在某一领域有专长的专科物理治疗师。言语治疗师分为言语病理学家和听力治疗医生两种。其中，言语病理学家有两种课程，分别为硕士和博士课程。而听力治疗医生仅有博士课程，完成相应课程后获得美国言语听力协会和美国听力学委员会颁发的学习证书。

　　英国作为福利型国家，康复医学发展历史悠久，发展水平较高。英国的各级康复机构分工明确，主要以专门康复机构与大医院中的康复科室机构的形式存在。康复机构主要由专门康复机构、综合医院中的康复科室、日间康复门诊、社区康复中心、军事康复中心构成。英国的康复治疗研究生教育主要分为两种，一种是一年制的（master of science，Msc）课程。这类硕士分多种方向，比如肌骨物理治疗、老人物理治疗、心肺物理治疗、假肢康复、神经作业治疗等，主要涉及某一个方向的康复研究，只开放给本科已经是康复治疗专业的学生申请。课程类似于进修，以基础理论和前沿理论结合为主，会单挑一个领域去进行更具广度和深度的研究，所以要求治疗师有一定的工作经验和临床思维能力，在课程的学习过程中会进行理论层面的深化。另一种是预注册的两年制康复治疗研究生教育，毕业之后可获得英国特许物理治疗学会（the Chartered Society of Physiotherapy，CSP）的正式会员资格，并在健康和护理专业委员会（the Health and Care Professions Council，HCPC）注册为物理治疗师，拿到执照后可以在当地工作，也可以到别的国家工作，获得海外工作经验。这类课程的最终目的是培养英国的注册持牌治疗师为本国医疗系统服务，解决用人需求。成为英国注册康复治疗师还必须完成英国 1000 个小时的临床带教实习，英国的康复教育注重通过这些实习来体系化培养学生的临床思维、动手能力，深入理解康复知识在临床中的具体应用。

　　日本有两类治疗师学校，一类是三年制专科学校，另一类是四年制本科大学。日本的国立和公立大学一般只设立物理治疗和作业治疗两个康复专业，私立大学（如国际医疗福祉大学）还设立了言语听觉治疗学和视力治疗学。日本的大学设置了与康复相关的多种专业，从本科到硕士再到博士课程，从课程的安排到实习的内容设置再到学术研究开发，各个方面经过较长时间的发展，均已形成一套成熟的系统。此外，日本的物理治疗、作业治疗、言语听觉治疗、视力治疗各专业划分十分清楚明确，既减轻了学生的负担，又促进了学生在特定专业的学术研究等纵深发展。

（三）未来康复治疗人才发展前景

　　目前，我国康复人才需求缺口最大的是二级医院和社区卫生服务中心。康复治疗专业学生毕业时将授予理学学士学位，毕业后可选择在综合性医院、康复机构、保健机构、疗养院、社区等从事康复治疗师工作。康复专业人员的职称发展有康复医学、康复医学治疗技术两个专业方向，康复治疗人员的晋升挂靠在医疗技术系列，从治疗师、主管治疗师、副主任治疗师到主任治疗师，报考资格与学历或工作年限有关。康复医学自 20 世纪 80 年代引入我国，经过 30 多年发展，已从一个综合学科细分为物理治疗、作业治疗、言语治疗、心理治疗、文体治疗、音乐治疗、职业康复、社会康复等多个专业方向，目前康复医学涉及的领域已不仅仅局限在残疾康复方面，更覆盖到心血管、呼吸、肾病等慢性疾病康复方面。

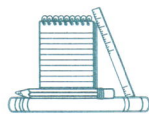

三、康复治疗人才胜任力架构

（一）概述

康复治疗人才胜任力架构是指康复治疗师或康复医师在康复过程中需具备的综合能力框架，旨在提升康复服务的整体水平和质量。这一框架由世界卫生组织（WHO）基于全球健康覆盖的战略方法制定，旨在通过标准化的胜任力要求，确保康复工作者能够应对各种复杂的康复需求和挑战。康复人才胜任力架构不仅关注专业技能的掌握，还涵盖了专业精神、学习与发展、管理与领导力，以及研究能力等多个维度，旨在培养全面发展的康复专业人才。

（二）组成内容

1. 实践能力

实践能力是康复人才胜任力框架的核心组成部分，它涵盖了康复工作者在实际操作中的各项技能。这些技能包括但不限于以下内容。

临床评估：能够准确评估患者的身体状况、功能能力和康复需求。

治疗方案制订：根据评估结果，制订个性化的康复治疗计划。

治疗技术实施：熟练掌握并运用各种康复治疗技术，如物理治疗、作业治疗、言语治疗等。

效果评估与调整：定期评估治疗效果，并根据评估结果调整治疗方案。

2. 专业精神

专业精神是康复工作者必备的职业道德和职业操守，包括如下内容。

敬业精神：对工作充满热情，致力于提供高质量的康复服务。

患者至上：始终将患者的利益放在首位，尊重患者的权利和隐私。

团队合作：与团队成员保持良好的沟通和协作，共同为患者提供最佳服务。

持续学习：保持对康复领域新知识和新技术的关注和学习，不断提升自己的专业水平。

3. 学习与发展

学习与发展能力是康复工作者保持竞争力的关键，包括如下内容。

自我反思：能够对自己的工作表现进行客观评估，发现不足并寻求改进。

知识更新：通过参加培训、研讨会等方式，不断更新自己的专业知识和技能。

创新能力：勇于尝试新的治疗方法和思路，推动康复领域的创新发展。

职业规划：制定明确的职业发展目标，并为之努力奋斗。

4. 管理与领导力

管理与领导力是康复工作者在团队和项目管理中所需具备的能力，包括如下内容。

团队管理：能够组建并管理一个高效的康复团队，激发团队成员的积极性和创造力。

项目管理：对康复项目进行科学规划和有效管理，确保项目按时按质完成。

沟通协调：与不同部门和人员进行有效沟通和协调，解决项目执行过程中遇到的问题。

决策能力：在复杂情况下能够迅速做出合理决策，确保康复工作的顺利进行。

5. 研究能力

研究能力是康复工作者在科研和学术领域所需具备的能力，包括如下内容。

文献综述：能够查阅和分析相关文献，了解康复领域的最新研究进展。

研究设计：能够设计科学合理的研究方案，解决康复实践中的实际问题。

数据分析：运用统计学方法对研究数据进行处理和分析，得出可靠的结论。

成果发表：将研究成果撰写成论文或报告，并在相关期刊或会议上发表。

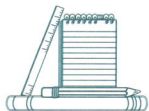

（三）发展意义

随着人口老龄化和慢性病患者的增加，社会对康复服务的需求日益增长，康复人才胜任力架构的实施，有助于满足患者对高质量康复服务的需求，通过提供个性化的康复治疗方案和全面的康复支持服务，帮助患者更好地恢复身体功能和提高生活质量。同时，还有助于提升康复工作者的专业技能和服务水平，通过标准化的胜任力要求，确保每位康复工作者都具备必要的能力和素质，为患者提供更加专业、高效的康复服务，从而提高康复服务的整体质量，进一步推动康复技术的创新和发展，为康复领域的进步提供有力支撑。

四、康复专业人员培训及资质认证

（一）教育培训

当康复治疗师真正步入临床时，其相关专业理论知识与技能都是不够的，继续教育对其今后在专业上的发展至关重要。通过远程网络平台和毕业后教育部门实施的在岗培训、在线培训和远程会诊，康复治疗师可选择自己感兴趣的方向发展，完成培训。目前我国康复治疗技术专业人才提高的方式除进修与参加短期培训班外，最缺乏的、学生最想获得的就是硕士、博士学历教育。我国接收治疗师研究生教育的硕士点较少，能培养的硕士治疗师人数有限。因此，有志深造的治疗师可选择出国留学，学习国外更为先进的康复治疗学相关知识，美国、英国、日本等都是理想的选择。

（二）资质认证

1. 康复医学治疗技术专业资格考试概述

康复治疗师（士）考试是全国统一组织、统一考试时间、统一考试大纲、统一考试命题、统一合格标准的考试制度，每年 12 月份报名，4 月份考试。考生通过考试取得专业技术资格，表明其已具备担任卫生系列医、药、护、技相应级别专业技术职务的水平和能力，康复治疗师（士）证是目前医疗机构唯一认可的由国家卫生健康委颁发的正规康复从业资格证。

2. 康复治疗师/士报考条件

（1）参加康复治疗士资格考试　取得相应专业中专或专科学历，从事本专业技术工作满 1 年。

（2）参加康复治疗师资格考试　①取得相应专业中专学历，受聘担任康复治疗士职务满 5 年。②取得相应专业专科学历，受聘担任康复治疗士职务满 3 年。③取得相应专业本科学历或硕士学位，从事康复治疗士工作满 1 年。

（3）参加中级资格考试　①取得相应专业中专学历，受聘担任康复治疗师职务满 7 年。②取得相应专业专科学历，受聘担任康复治疗师职务满 6 年。③取得相应专业本科学历，受聘担任康复治疗师职务满 4 年。④取得相应专业硕士学位，受聘担任康复治疗师职务满 2 年。⑤取得相应专业博士学位。

3. 考试内容

康复医学治疗技术资格考试设置基础知识、相关专业知识、专业知识、专业实践能力四个科目。

（1）考试时间安排　考试时间为一天。试卷题量为 100 题/科，考试时间为 90 分钟/科，满分为 100 分，四科全部达到 60 分视为通过。

（2）答题方式　康复医学治疗技术专业资格考试采用人机对话方式进行。

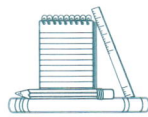

项目三 康复治疗人员的职业素养

一、康复治疗师的角色

（一）康复治疗师

1. 岗位职责

康复治疗师的主要职责包括对患者进行功能评估和诊断，制订并实施个性化的康复计划，监测和调整治疗方案，协同多学科团队合作，提供患者及家属的教育与支持，记录治疗过程，遵守医疗规范，并通过持续学习提升专业技能，帮助患者恢复功能、提高生活质量。

康复治疗师在综合康复治疗中，通过物理治疗、作业治疗、言语治疗及中国传统康复治疗等帮助患者改善功能障碍。物理治疗以运动疗法和多种物理因子（如电、光、热、冷、水、力等）为主要手段，评估并训练患者各方面身体功能，改善其运动和活动能力。作业治疗包括日常生活活动训练、手工艺治疗和认知训练等，针对患者的精细功能、认知功能及家居和社会生活能力进行评估和治疗，帮助患者恢复身心健康，重返家庭与社会，提升生活质量。言语治疗是通过针对性的训练和技术，帮助患者恢复或改善言语、语言和吞咽功能的专业治疗过程。中国传统康复治疗主要通过中医手段如针灸、推拿、气功和中草药等，促进患者身体自愈能力，使他们恢复功能和健康。

康复治疗师需要具备以下能力：①针对神经、骨骼肌肉损伤和功能恢复的手法治疗及选用物理因子治疗的能力。②掌握日常生活活动训练、感知觉训练及职业活动练习等作业治疗技能。③对言语吞咽功能障碍的患者进行相应训练。④进行简单心理治疗的能力。⑤能够与假肢和矫形器专业人员合作，指导患者使用这些辅助工具并进行训练。⑥具备一定的健康宣教和社区康复指导能力。

康复治疗师直接参与和指导患者康复过程，掌握这些技能至关重要。

2. 岗位角色

康复治疗师的岗位角色包括治疗师、评估者、教育者、协调者、支持者和研究者，负责为患者提供康复治疗和评估，制订个性化方案，教育患者及家属，协调多学科团队的治疗，提供心理支持，并参与相关研究，推动康复医学的发展。

（二）职业具体工作内容

1. 参与制订康复治疗计划

康复治疗计划是一份由康复治疗团队共同制订的指令性医疗文件，用于指导治疗过程，并作为患者、家属和治疗团队成员评估预后和预期效果的工具。一个完整的康复治疗计划通常包括患者的诊断信息、主要功能障碍、康复目标、康复方案，以及治疗过程中需要注意的事项。在实施康复治疗时，团队必须明确康复目标和治疗方法，确保各个职责岗位之间的目标和方法无误。康复治疗计划通常是概括性的，医生提供的治疗方案是原则性的，这就要求治疗师充分运用其专业技能，制订详细的康复治疗计划。

在治疗开始前，治疗师需要对患者的肢体运动功能、感觉功能、言语功能、认知功能等进行评估，并根据评估结果制订相应的康复治疗计划。治疗师与医生、护理人员、患者及患者家属密切合作，实施合适的康复手段，并根据再评估的结果进行治疗方案的调整。为达成设定的

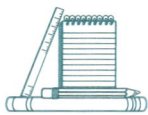

康复目标，康复治疗计划在整个康复治疗过程中应进行相应的动态调整。康复医师和治疗师需持续沟通，共同确定康复目标和方案。康复医师负责总体方向，治疗师负责具体执行，并及时将治疗中的问题反馈给康复医师，以便调整治疗方案。因此，康复治疗师是康复治疗计划制订中的关键参与者。

2. 直接执行康复治疗计划

康复治疗是一项团队协作的工作，康复治疗师与患者的接触时间较长，能够深入交流，更详细地了解患者情况。此外，康复治疗师也是康复团队成员间的重要桥梁和纽带，需要建立沟通渠道，全面了解患者的病情，熟悉治疗计划。执行康复治疗计划的具体措施包括肌力、肌张力、关节活动范围、平衡能力、浅深感觉、发音构音、日常生活活动能力、职业能力、认知水平等方面的评估，并根据具体的功能障碍执行相应的功能训练。康复治疗师是整个康复治疗计划实施过程中的主要执行者，是康复服务能力建设的基础力量。

3. 促进健康生活和健康教育

康复医学注重患者的主动参与，通过激发患者的主观能动性，最大程度挖掘他们的潜力。因此，康复治疗师常需引导、教育并从旁督促患者。此外，患者家属的参与也至关重要，康复治疗师不仅要指导患者进行康复训练，还要对家属进行健康宣教，使患者在回归家庭和社会后能够持续进行康复训练，从而保持康复效果。

随着我国社会经济发展、生活和工作方式改变、人口老龄化趋势明显，康复人群和康复需求越来越大。康复治疗师除实施具体的康复治疗外，还需进行健康宣教和科普，向患者宣传有针对性的预防知识和实用方法。作为健康生活的促进者和教育者，康复治疗师应具备以下能力。

（1）提升患者生活质量　能够改善患者的日常生活活动能力，并进行提高生活质量的保健康复宣传教育。

（2）身体运动能力教育　能够为患者提供有关保持和增强身体运动能力的保健康复知识与指导。

（3）社区与家庭康复指导　能够关注并指导患者在社区和家庭中的康复过程，确保康复训练的延续性和效果。

（4）资源与信息提供　了解并掌握各类康复相关资源和信息，为患者提供有益的帮助和支持。

（5）预防知识宣传　能够向患者宣传针对性的预防知识，帮助他们减少疾病复发，预防相关健康问题。

二、康复治疗师的职业道德

（一）职业道德的重要性

康复治疗师的职业道德在患者康复过程中起着关键作用。职业道德不仅是保障患者安全和权益的基石，还能增强患者对治疗过程的信任，从而提高治疗效果。康复治疗师的职业道德决定了他们如何对待患者，是否能够做到公正、尊重和同情。遵守职业道德还能帮助治疗师在面对复杂的临床情况时，做出符合患者利益的决策，并在整个治疗过程中保持高标准的专业操守。除此以外，职业道德在促进医疗行业的持续发展、提高专业声誉方面也至关重要。

（二）职业道德的标准

康复治疗师的职业道德标准包括几个核心要素：尊重患者的尊严、隐私和自主权，提供知情同意，保持诚实和透明的沟通，以及在能力范围内提供最优质的治疗服务。这些标准要求康

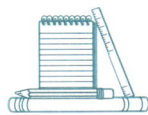

复治疗师在工作中始终以患者为中心，确保治疗方法符合最新的科学研究和实践指南。此外，职业道德标准还涵盖了治疗师对患者数据的保密义务，以及在面临道德冲突时，始终坚持患者利益优先的原则。

（三）如何遵守职业道德

康复治疗师需要做到以下几方面来遵守职业道德：①通过持续的专业发展和教育，确保他们的知识和技能保持最新。②在与患者互动时，始终保持尊重和同理心，充分告知患者治疗的目的、风险和替代方案，确保患者能够做出知情的决策。③必须严格遵守隐私和保密规定，确保患者的个人健康信息得到妥善保护。④在临床实践中，应时刻反思和评估自己的行为，确保其符合职业道德标准，并在面临道德困境时寻求同事或伦理委员会的建议。

三、康复治疗交流与沟通技巧

（一）交流与沟通的意义

在康复治疗中，交流与沟通是治疗成功的关键因素之一。良好的交流能够帮助治疗师准确了解患者的需求、担忧和期望，从而制订更有效的治疗方案。同时，积极的沟通还能增强患者对治疗的信任与合作，激发他们的积极性，进而提高治疗效果。此外，通过有效的交流，治疗师能够及时获得患者的反馈，调整治疗计划，确保康复过程顺利进行。因此，交流与沟通在康复治疗中不仅仅是信息的传递，更是建立治疗关系、促进康复的重要桥梁。

（二）交流与沟通的技巧

在康复治疗中，治疗师需要掌握多种交流与沟通技巧，以便与患者建立良好的互动关系。首先，治疗师应具备倾听的能力，耐心倾听患者的陈述，捕捉关键信息，并通过重复或总结的方式确认理解。其次，治疗师应使用简单明了的语言，避免专业术语，确保患者能够理解。再次，非语言沟通也至关重要，如通过眼神接触、面部表情和身体姿态表达关心与尊重。最后，治疗师还应善于通过开放式问题引导患者表达自己的感受和意见，从而促进更深入的交流。

（三）交流与沟通的具体实施

在康复治疗的具体实施中，治疗师可以通过以下一系列步骤实现有效的交流与沟通。

①初次见面时，治疗师应介绍自己并明确治疗目标，建立信任基础。②在每次治疗前，治疗师应简要回顾上次治疗的进展，并询问患者的感受或变化，以便调整治疗计划。③在治疗过程中，治疗师应不断与患者互动，解释每个步骤的目的和预期效果，确保患者的理解和配合。④治疗结束后，治疗师应总结当天的治疗效果，给予积极反馈，并与患者讨论下一步的计划或家庭作业，以便延续治疗效果。通过这些具体的交流与沟通步骤，治疗师可以确保患者在整个康复过程中保持积极参与和信任。

四、康复治疗的基本礼仪

（一）礼仪

1. 礼仪的概念

礼仪是一种社会规范和行为准则，涵盖了人们在各种社交场合中的行为、言辞和举止。它是文化的一部分，反映了社会对尊重、体面和适当行为的期望。礼仪不仅包括日常生活中的基本礼貌，如问候、称呼和感谢，还涉及更为复杂的社交互动，如商务礼仪、餐桌礼仪和国际交往中的文化礼仪。礼仪的核心在于通过恰当的行为方式，表达对他人和环境的尊重，并促进和谐的社会互动。

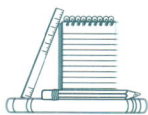

2. 礼仪的作用

礼仪在社会和人际关系中发挥着重要作用。它有助于维护社会秩序和稳定，通过规范行为减少冲突和误解。同时，礼仪可以提升个人形象和社交能力，使人在各种场合中更容易获得他人的认可和尊重。礼仪在增强文化认同和传承方面也具有重要意义，它帮助人们理解和遵循本土文化和传统，并在国际交往中促进跨文化的理解与合作。通过遵循礼仪，人们可以建立更和谐、互助和尊重的关系，从而增进个人和社会的整体福祉。

（二）医患间的基本礼仪

1. 医患间礼仪的重要性

医患间的礼仪在医疗服务中扮演着关键角色，是建立信任、促进沟通和提高治疗效果的基础。良好的医患礼仪可以缓解患者的焦虑和不安，使患者在就诊过程中感受到尊重与关怀，从而更愿意配合治疗。礼仪还能够增强医务人员的专业形象，使患者对治疗方案和医疗建议更有信心。医患之间的良好互动不仅有助于提升患者的满意度，还能减少误解和冲突，提高医疗服务的整体质量。因此，医患礼仪是保障医疗过程顺利进行的重要组成部分。

2. 基本礼仪的应用

在医疗场景中，基本礼仪的应用涵盖了从初次接触到治疗结束的各个环节。首先，医务人员应通过友善的问候、适当的称呼和耐心的倾听，营造出温暖和尊重的氛围。与患者沟通时，医务人员应使用清晰、简单的语言，避免复杂的医学术语，并确保患者充分理解诊疗信息。非语言礼仪同样重要，例如保持眼神接触、使用温和的语气和肢体语言，表达对患者的关心与支持。其次，在诊疗过程中，医务人员应尊重患者的隐私和自主权，鼓励患者参与决策，以体现对患者的尊重与重视。通过这些基本礼仪的应用，医患之间能够建立更紧密的信任关系，促进更有效的医疗合作。

五、康复治疗的环境安全

（一）康复治疗的基本环境设施

1. 环境安全的概念

环境安全是指在康复治疗过程中，为了确保患者、治疗师及其他工作人员的健康和安全，所需的物理、心理和社会环境的安全性。康复治疗环境不仅包括治疗室的物理空间，如设备设施的安全、无障碍通道、适当的照明和温度控制等，还涉及环境中的心理安全，如营造一个让患者感到舒适、尊重和没有压力的氛围。此外，康复环境的安全性还包括对感染控制措施的严格执行、应急响应系统的完备，以及对潜在风险的识别与管理。通过创建一个安全的康复治疗环境，可以最大限度地降低意外伤害的风险，确保治疗过程的顺利进行，并提高治疗效果。

2. 保持环境安全的基础设施

（1）无障碍设施 康复治疗中心应配备无障碍通道、轮椅坡道、电梯和自动门等，以方便行动不便的患者安全通行。卫生间和淋浴间应符合无障碍标准，配置扶手和防滑地面。

（2）适当的照明与通风 治疗区域应有充足且柔和的照明，避免眩光和阴影，以保护患者视力和确保治疗操作的准确性。同时，良好的通风系统能够提供新鲜空气，减少空气传播疾病的风险，并保持室内环境的舒适度。

（3）安全设备与设施 所有康复设备应定期检查和维护，确保其功能正常且符合安全标准。地面应采用防滑材料，特别是在可能潮湿的区域，如淋浴间和水疗区。此外，消防设施（如灭火器、烟雾探测器、应急照明）应随时处于良好工作状态，并有明确的疏散通道标志。

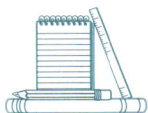

（4）感染控制措施   设施内应提供洗手液、手套、口罩等个人防护用品，并在每次治疗后对设备进行消毒。垃圾处理系统应安全且高效，避免交叉感染的发生。

（5）应急响应系统   康复治疗中心应配备急救设备，如急救箱和自动体外除颤器（AED），并在关键区域设置紧急呼叫按钮。工作人员应定期接受急救培训，以便在紧急情况下迅速响应。

（二）康复治疗的环境安全

1. 环境安全的重要性

环境安全在康复治疗中至关重要，是保障患者和医护人员健康与福祉的基础。一个安全的康复环境可以减少意外伤害如滑倒、设备故障或感染传播的风险，从而确保治疗过程的顺利进行。环境安全还能够提升患者的舒适感和信任度，使他们更愿意参与康复活动，进而提高治疗效果。除此之外，安全的工作环境对于医护人员来说也是必不可少的，它可以减少职业伤害，提升工作效率和满意度。因此，环境安全不仅关系患者的康复进程，也直接影响整个医疗团队的工作质量和精神状态。

2. 如何保持环境安全

保持环境安全需要多方面的措施和持续的管理。

（1）康复中心应定期检查和维护基础设施，包括无障碍设施、照明系统、通风设备和消防设施，确保它们始终处于良好状态。

（2）所有康复设备应按时进行保养和安全检查，以避免设备故障或意外伤害的发生。

（3）地面应采用防滑材料，特别是在潮湿区域，通道应保持清洁和无障碍，防止绊倒或滑倒事故。

（4）康复中心应严格执行感染控制措施，如提供充足的洗手液和消毒剂，并在每次使用后对设备进行彻底清洁。

（5）工作人员应接受定期培训，掌握急救技能和应急响应程序，确保在突发事件中能够迅速有效地应对。

通过这些措施，康复中心可以为患者和医护人员提供一个安全、舒适的环境，促进治疗效果和工作效率的提升。

六、康复治疗的人文素质

（一）人文素质

1. 概念

人文素质是指康复治疗师在治疗过程中表现出的尊重、关怀、理解和同理心等品质，以及他们对患者的人性化关怀和文化背景的敏感性。这一概念强调治疗师不仅要具备专业的医学知识和技术，还要在与患者的互动中体现出深刻的人文关怀。康复治疗的人文素质包括对患者情感、心理和社会需求的关注，尊重患者的个人尊严、文化信仰和价值观，确保患者在治疗过程中感受到被理解和支持。

这种人文素质不仅有助于建立良好的医患关系，还能增强患者的治疗信心和合作意愿，从而提高治疗效果。康复治疗中的人文素质体现了治疗师对患者整体健康的关注，超越了单纯的生理治疗，强调在康复过程中对患者生活质量和心理健康的全面关怀。

2. 人文素质基础

人文素质基础在康复治疗中涉及多个关键要素，是治疗师与患者之间建立良好关系的基石。

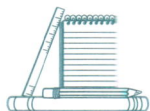

（1）同理心与关怀　同理心是理解和感受他人情感的能力，它使治疗师能够站在患者的角度，理解他们的痛苦、焦虑和需求。关怀则表现为治疗师对患者的真诚关注和帮助愿望。这种情感基础有助于建立信任和支持的治疗关系。

（2）尊重与尊严　尊重患者的个人尊严、隐私和自主权是人文素质的核心。治疗师应尊重患者的价值观、信仰和文化背景，确保患者在治疗过程中感到被平等对待和尊重。患者的选择和决策权应得到充分的尊重，治疗师应鼓励患者参与治疗方案的制订。

（3）有效沟通　良好的沟通技巧是人文素质的另一个重要基础。治疗师应能够清晰、诚实地与患者交流，使用易懂的语言解释治疗过程，并耐心倾听患者的反馈。有效的沟通有助于消除误解，增强患者的信任和合作意愿。

（4）文化敏感性　治疗师应具备文化敏感性，理解和尊重患者的文化背景和信仰。不同文化可能对疾病、康复和健康有不同的理解，治疗师需要灵活调整治疗方法，以适应患者的文化需求。

（5）伦理与道德标准　遵循严格的伦理与道德标准是人文素质的基础之一。治疗师应在治疗过程中坚持患者利益至上，维护患者的权利，并在面对道德困境时做出符合伦理的决策。

这些要素共同构成了康复治疗中的人文素质基础，确保治疗师在治疗过程不仅关注患者的生理康复，更关注他们的心理、情感和社会需求。只有具备这些人文素质，治疗师才能够为患者提供更全面、更人性化的康复服务。

（二）提高人文素质

1. 人文素质的重要性

人文素质在康复治疗中具有极为重要的意义，是提供高质量、全人护理的关键。人文素质帮助治疗师与患者建立信任关系，使患者感到被理解和尊重，从而更愿意配合治疗。这种信任关系不仅有助于改善治疗效果，还能提高患者的满意度，增强他们的积极性和康复动力。

人文素质使治疗师能够更好地理解患者的心理和情感需求，为患者提供情感支持，帮助患者在康复过程中应对焦虑、压力和沮丧等负面情绪。通过将患者视为完整的人，而不仅仅是病症的承载者，治疗师可以提供更为全面和有效的康复治疗，从而显著提升治疗的整体质量和患者的生活质量。

2. 如何提高人文素质

提高人文素质需要从多个方面进行努力。

（1）治疗师应进行持续的教育和培训，学习关于同理心、沟通技巧和文化敏感性的知识，增强对人文关怀的理解。这可以通过参加相关的研讨会、工作坊或课程来实现。

（2）治疗师应积极培养自我反思的能力，定期反思自己的实践过程，识别可能存在的偏见或不足，从而不断改进与患者的互动方式。

（3）实践中的人际交流也是提升人文素质的关键，通过与患者及其家属的实际接触，治疗师可以在真实情境中锻炼和应用人文关怀的技能。

（4）医疗机构应营造支持性环境，鼓励和支持治疗师在工作中体现人文素质。这包括设立鼓励人文关怀的政策和制度，以及提供情感支持和心理咨询服务，帮助治疗师在处理高压工作的同时，保持对患者的关注和关怀。

通过个人和机构的共同努力，可以有效提升治疗师的人文素质，为患者提供更高质量的康复服务。

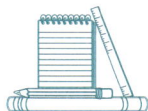

项目四　康复治疗过程中的伦理与法律

一、康复治疗的伦理问题

（一）医学伦理

1. 概念

医学伦理是指在医学实践中所遵循的一套道德原则和标准，用以指导医疗专业人员的行为和决策。医学伦理旨在处理在医疗过程中可能出现的各种道德和伦理问题，确保医疗实践符合患者的利益和社会的期望。核心的医学伦理原则包括尊重患者的自主权、行善与不伤害、公平与公正，这些原则共同构成了医疗行为的道德框架。

医学伦理不仅涉及医生与患者之间的关系，还涵盖了医学研究、公共卫生政策和资源分配等领域。它要求医疗专业人员在面对复杂的临床情况时，不仅要依赖专业知识，还要考虑道德和伦理的影响，做出最符合患者利益的决策。

医学伦理还涉及保密性、知情同意、患者隐私及生命终末期决策等方面的问题，确保在每一个医疗环节中都体现对患者权利和尊严的尊重。

通过遵循医学伦理，医疗专业人员可以更好地履行其职业责任，维护患者的信任和社会对医疗行业的信心，最终促进整个医疗体系的公正和可持续发展。

2. 符合医学伦理的基本标准

（1）尊重患者的自主权是医学伦理的基本标准之一。这意味着医疗专业人员必须尊重患者在其健康和治疗选择上的自主决策权。医生有责任向患者提供充分的、清晰的医疗信息，包括治疗方案的风险、收益和替代选择，以确保患者能够在知情的基础上做出决策。即使患者的选择与医生的建议不同，尊重他们的自主权仍然是必须坚持的原则。

（2）行善与不伤害是另一个核心标准。行善原则要求医疗专业人员以患者的最大利益为目标，提供有助于患者康复和健康的治疗。与此同时，不伤害原则强调医生在提供医疗服务时，必须避免给患者带来不必要的痛苦或伤害。治疗方案应在权衡利弊的基础上，确保对患者的益处最大化，同时尽量减少任何潜在的伤害。

（3）公正与公平原则要求医疗资源和服务的分配应当公平，确保所有患者在医疗过程中得到平等的对待。无论患者的性别、种族、社会经济地位或其他因素如何，医疗专业人员都应以同样的标准和态度对待他们。此外，公正还体现在对资源的合理分配上，确保有限的医疗资源能够被最需要的人使用。

（4）保密与隐私保护也是符合医学伦理的重要标准。患者的健康信息是个人隐私，医疗专业人员有责任在法律和伦理的框架下，严格保护患者的隐私，确保其信息不会在未经授权的情况下泄露。保密性不仅是法律的要求，也是维护患者信任的基础。

这些基本标准共同构成了医学伦理的核心，为医疗专业人员在面对复杂临床决策时提供了道德指引，确保医疗实践始终以患者的福祉和社会的公正为前提。

（二）康复治疗常见的伦理问题

1. 常见医学伦理问题

（1）知情同意　康复治疗过程中，确保患者充分了解治疗方案的风险、收益和替代选择是

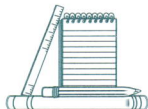

至关重要的。知情同意不仅是一个法律要求，也是伦理上的基本责任。患者需要在充分理解治疗内容后自愿同意接受治疗。如果患者因认知障碍、语言障碍或其他原因难以理解相关信息，治疗师必须采取额外措施确保患者能够做出决定。

（2）患者自主权与干预　在康复治疗中，尊重患者的自主权是核心伦理原则之一。然而，有时患者的选择可能与治疗师的专业建议不一致，例如患者拒绝接受推荐的康复方案。治疗师需要平衡尊重患者自主权和确保患者接受有效治疗之间的矛盾，同时帮助患者理解其选择的可能后果。

（3）隐私与保密　在康复治疗中，患者的健康信息必须严格保密。治疗师需要确保患者的个人信息在病例讨论、记录保存和信息传递等过程中，不被未经授权的第三方获取或使用。任何违反隐私保护的行为都可能影响患者的信任和治疗效果。

（4）资源分配　在资源（如设备、时间或治疗人员）有限的情况下，如何公平合理地分配资源也是一个重要的伦理问题。康复治疗师可能面临如何在多名患者中合理分配有限资源的挑战。确保资源分配的公正性和透明性，避免任何形式的歧视，是维护伦理标准的重要方面。

（5）终末期决策　对于病情严重或终末期患者的康复治疗，伦理问题尤为复杂。治疗师需要面对是否继续进行治疗、减轻疼痛的管理，以及尊重患者及其家属的愿望等问题。在这些情况下，治疗师应与患者及其家属充分沟通，确保决策过程符合患者的意愿和利益。

（6）文化敏感性　不同文化背景的患者可能对康复治疗有不同的期望和需求。治疗师需要敏感地对待这些文化差异，尊重患者的文化和信仰，在提供治疗时考虑到这些文化因素，以确保治疗过程既符合伦理规范又适合患者的文化背景。

2. 康复治疗过程中如何遵循伦理道德

（1）尊重患者的自主权　治疗师应尊重患者在康复治疗中的自主决策权。这意味着在制订治疗方案前，应向患者提供充分的信息，确保他们了解治疗的目的、过程、可能的风险和预期效果。治疗师还应倾听患者的意愿和偏好，并在治疗方案中予以尊重和体现。如果患者决定拒绝某种治疗，治疗师应尊重这一决定，并与患者讨论可能的替代方案或应对策略。

（2）确保知情同意　在开始任何治疗之前，康复治疗师必须获得患者的知情同意。这要求治疗师以患者能够理解的方式解释治疗内容，并回答患者的所有疑问。如果患者有认知障碍或其他理解困难，治疗师应采用适当的沟通方式，或与患者的家属、监护人共同商议，以确保患者的知情同意是自愿且基于充分理解的。

（3）保密与隐私保护　治疗师有责任严格保护患者的个人隐私，确保患者的健康信息仅用于治疗目的，并在未经授权的情况下不泄露给第三方。在与其他医疗团队成员讨论病例时，治疗师应确保信息共享的必要性和保密性，并尽可能在非公开场合进行讨论。

（4）公正与公平对待　治疗师应公正地对待所有患者，无论他们的社会、经济或文化背景如何。康复资源的分配应基于患者的医疗需求和治疗效果的最大化，而非其他非医学因素。治疗师还应确保在治疗过程中没有任何形式的歧视，并且每个患者都能平等地获得所需的治疗和支持。

（5）行善与不伤害　治疗师在设计和执行康复计划时，应以患者的最佳利益为出发点，最大程度发挥治疗的积极效果，同时尽量减少或避免任何可能的伤害。治疗方案应根据患者的具体情况进行个性化调整，以确保治疗既有效又安全。如果某种治疗可能带来显著的风险，治疗师应与患者充分讨论，衡量利弊后做出最有利于患者的决定。

（6）保持文化敏感性与尊重　康复治疗师应对患者的文化背景、信仰和价值观保持敏感和

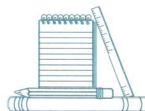

尊重。在治疗过程中，治疗师应尊重患者的文化习俗，并在可能的情况下，调整治疗方案以适应患者的文化背景。这样可以增强患者对治疗的接受度，并有助于治疗效果的提升。

（7）持续教育与自我反思　为了在实践中不断提高伦理素养，康复治疗师应积极参与伦理教育和培训，更新相关知识，并定期进行自我反思。通过反思日常实践中的伦理决策，治疗师可以发现潜在的问题和改进的空间，从而不断提升自身的伦理水平和专业素质。

二、康复治疗的法律基础

（一）医疗法律

1. 概念

医疗法律是对医疗活动及相关事务进行规范和管理的法律体系。它包括医疗服务提供者与患者之间的权利和义务、医疗事故的处理机制，以及医疗机构的运营标准。医疗法律的主要目的是通过制定和实施各种法律法规，确保医疗服务的质量、安全性和公正性，从而维护患者的基本权益并规范医疗行为。

该法律体系涉及的内容广泛，从医疗行为的规范到医疗机构的监管，涵盖了医疗过程中各方的责任和权利。它不仅规定了医疗服务的标准，还有助于处理医疗纠纷和事故，保障医疗过程中的合法性和公平性。

2. 意义

医疗法律在保障患者权益和提升医疗服务质量方面具有重要意义。它通过明确患者的权利和医疗服务标准，确保患者能够接受安全和合适的医疗服务，并在出现医疗纠纷时获得公正处理。此外，医疗法律提供了处理医疗事故和纠纷的框架，有助于减少医疗服务中的风险和错误。

医疗法律还对医疗机构进行监管，确保其运营符合法律要求，从而促进医疗行业的健康发展。通过这些法律措施，医疗法律不仅保护了患者的合法权益，还推动了医疗服务的规范化和公平化，增强了社会对医疗系统的信任。

（二）法律基础

1. 康复治疗的主要法律法规

康复治疗涉及一系列法律法规，以确保治疗的规范性和患者的安全。这些法规通常包括对康复治疗服务的质量标准、治疗方法的规范，以及对服务提供者的资格要求。国家和地区的医疗法律体系通常会规定康复治疗的基本要求，如治疗计划的制订、患者同意的获取，以及治疗过程的监督。这些法律法规旨在确保康复治疗符合医学标准，并保障患者的权益。

针对康复治疗的相关法规可能包括患者隐私保护规定、医疗事故处理程序和医疗记录管理要求。这些法律旨在规范康复治疗的实施，减少治疗过程中的风险，并提供处理医疗纠纷的机制，从而维护患者的基本权益。

以下是中国康复治疗相关的主要法律法规：《中华人民共和国基本医疗卫生与健康促进法》《中华人民共和国残疾人保障法》《医疗机构管理条例》《中华人民共和国医师法》《康复医疗管理办法》，以及一些地方性法规和规范等。

2. 康复治疗中如何遵守医疗法律

在康复治疗过程中，遵守医疗法律是确保治疗合规和保护患者权益的关键。医疗提供者需要遵循法律规定的标准和指南，制订并执行符合医学规范的治疗计划。这包括获取患者的知情同意，确保患者了解治疗的目的、风险和预期效果，并记录相关信息以备查验。

医疗提供者应严格遵守患者隐私保护规定，确保所有患者信息保密，并妥善管理医疗记录。

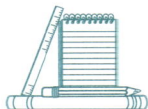

处理医疗事故时，应依据法律规定的程序进行，包括及时报告事故、进行调查并采取改进措施。此外，医疗提供者还应保持良好的专业素养，持续学习和更新相关法规知识，以适应法律和医学领域的变化。

这些措施可以促使康复工作人员有效地遵守医疗法律，保障康复治疗的质量和患者的权益。

复习思考题

1. 试述康复治疗学的概念。
2. 康复医学包括哪些内容？
3. 康复治疗的手段有哪些？
4. 康复医学和临床医学有何不同？
5. 康复治疗师需要具备哪些职业素养？

扫一扫，查阅
复习思考题答案

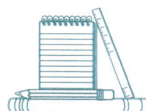

模块二　康复治疗的基础理论

【学习目标】

1. 掌握残疾学的基本概念和三级预防。

2. 熟悉残疾的分类；运动学、发育学、神经学和心理学基础知识。

3. 了解残疾的相关政策法规。

项目一　残疾学基础

残疾人作为人类社会的一个特殊群体，其生存问题已成为全球普遍存在和关心的社会问题。残疾人应当得到社会的理解、尊重、关心和帮助。联合国《残疾人权利宣言》规定："残疾人在家庭生活、教育、就业、住房、参加政治社团、利用公共设施、谋求经济自主等方面，有权充分参与社会并获得和健全人同等的机会。"

本章主要阐述残疾与残疾学概述、残疾分类、残疾预防、残疾相关的政策法规等内容。

一、残疾与残疾学概述

1. 残疾

残疾是指因外伤、疾病、发育缺陷或精神因素等导致人体解剖结构、生理功能的异常或丧失，不同程度地影响患者正常生活、学习和社交活动的一种状态。

2. 残疾人

残疾人是指心理、生理、人体结构上，某种组织、功能丧失或者不正常，全部或者部分丧失以正常方式从事某种活动能力的人。残疾人包括视力残疾、听力残疾、言语残疾、肢体残疾、智力残疾、精神残疾、多重残疾和其他残疾的人。

3. 残疾学

残疾学是以残疾人及残疾状态为研究对象，专门研究残疾的病因、表现特征、发展规律、对个人和社会的影响、康复评定、预防和治疗的一门学科。残疾学以医学为基础，涉及社会学、教育学、管理学等诸多学科，是自然科学与社会科学相结合的产物。

二、残疾的分类

目前对于残疾常用的分类标准包括国际残损、残疾与残障分类，国际功能、残疾与健康分类，以及根据我国现有国情制定的中国残疾分类标准。

（一）国际残损、残疾与残障分类

1980 年，世界卫生组织发布了《国际残损、残疾和残障分类》（International Classification of

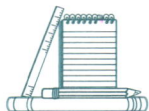

Impairment，Disability and Handicap，ICIDH），将残疾分成了三个独立的类别，即残损、残疾和残障。该分类系统主要用于有关残疾及其相关事物的分类，它从身体、个体和社会三个层次反映功能损害程度。

1. 残损

残损是指各种原因所导致的身体结构、外形、器官或系统生理功能与心理功能的异常，干扰了个体的正常生活活动，是器官或系统水平的功能障碍，如关节疼痛、活动受限、呼吸困难等。对于残损者的治疗主要通过功能训练来改善。

2. 残疾

残疾是指由于残损的原因导致患者不能以正常方式进行独立日常生活和工作，是个体或整体水平上的功能障碍。残疾一般是建立在残损基础上的，但并非所有的残损都会造成患者能力的丧失。对于这类残疾者，应进行多方面的康复治疗、教育和训练，发展其代偿能力，或以器具辅助以补偿能力的不足。

3. 残障

残障是指残疾者社会活动、交往、适应能力的障碍，不仅个人生活不能自理，还会影响工作、学习和社交。个人若无法完成文化、经济等社会活动，在社会上不能独立，就属于社会水平的功能障碍。对于这类残疾者，除进行康复治疗外，更重要的是通过社会康复、职业康复、功能替代、环境改造等措施，从社会层面调整和改变其生活、学习和工作的条件，以利于其重返社会。残损、残疾、残障分类情况如下（表 2-1）。

表 2-1　残损、残疾、残障分类情况

名称	分类
残损	智力残损
	语言残损
	听力残损
	视力残损
	脏器残损
	骨骼残损
	畸形
	多种综合的残损
	其他心理残损
残疾	行为残疾
	交流残疾
	生活自理残疾
	运动残疾
	身体姿势和活动的残疾
	技能活动残疾
	环境适应残疾
	特殊技能残疾
	其他活动方面的残疾

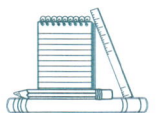

续表

名称	分类
残障	定向识别残障
	身体自主残障
	行动残障
	就业残障
	社会活动的残障
	经济自立残障
	其他残障

（二）国际功能、残疾与健康分类

2001 年 5 月，第 54 届世界卫生大会通过了《国际功能、残疾与健康分类》（International Classification of Functioning，Disability and Health，ICF）决议，并在全球颁布实施。ICF 指出残疾是人类的一种经历，而不是区别一类人与另一类人的标志，其不仅适用于残疾人，也适用于健康人。作为一个重要的健康指标，ICF 广泛应用于卫生保健、预防、人口调查、保险、社会安全、劳动、教育等方面，其构成如下。

1. 身体功能、结构与残损

（1）身体功能　指身体各系统的生理、心理功能。

（2）身体结构　是身体的解剖部位，如器官、肢体及其组成成分。

（3）残损　指身体解剖结构或身体功能上的缺失或偏差。

2. 活动与活动受限

（1）活动　指个体执行一项任务或活动，是一种综合应用身体功能的能力。

（2）活动受限　指个体在执行一项任务或行动活动时可能遇到的困难，通过使用辅助设备可以解除活动受限，但不能消除残损。

3. 参与和参与局限

（1）参与　是投入一种生活情景中。

（2）参与局限　是个体投入生活情景中可能经历的问题。常见的参与局限包括定向识别、身体自主、行动、就业、社会活动、经济自主等受限。

4. 情景性因素

情景性因素是个体生活和生存的全部背景，包括环境因素和个人因素。环境因素指人们生活的自然社会和社会环境等，如政治经济、社会文化等；个人因素指个体生活和生存的特殊背景，如性别、种族、生活方式等。

（三）中国残疾分类标准

2010 年，我国发布了残疾人分类标准，具体分为视力残疾、听力残疾、言语残疾、智力残疾、肢体残疾、精神残疾、多重残疾七类。

1. 视力残疾

视力残疾指各种原因所致双眼视力障碍或视野缩小，包括盲和低视力两类。视力残疾分级标准如下（表 2-2）。

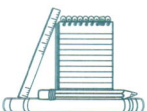

表 2-2　视力残疾分级标准

类别	级别	优眼最佳矫正视力
盲	一级	视力 < 0.02，或视野半径 < 5°
	二级	0.02 ≤视力 < 0.05，或视野半径 < 10°
低视力	一级	0.05 ≤视力 < 0.1
	二级	0.1 ≤视力 < 0.3

注：①盲或低视力均指双眼而言，若双眼视力不同，则以视力较好的一眼为准。②如仅有一眼为盲或低视力，而另一眼的视力达到或优于 0.3 则不属于视力残疾范畴。③最佳矫正视力，是指以适当镜片矫正所能达到的最好视力，或以针孔镜所测得的视力。

2. 听力残疾

听力残疾指由各种原因导致的双耳不同程度的永久性听力障碍，听不到或听不清周围环境声及言语声，最终影响患者日常生活及社会参与。听力残疾分级标准如下（表 2-3）。

表 2-3　听力残疾分级标准

级别	听力损失程度（dB）	言语辨识率（%）
一级	≥ 91	< 15
二级	81 ~ 90	15 ~ 30
三级	61 ~ 80	31 ~ 60
四级	41 ~ 60	61 ~ 70

注：①听力损失程度是指声波频率为 500Hz、1000Hz、2000Hz 时所能听到的最小声强的平均值。②若双耳听力损失程度不同，则以听力损失轻的一耳为准。③若一耳听力丧失，而另一耳的听力损失不超过 40dB，则不属于听力残疾范围。④本标准适用于 3 岁以上儿童或成人听力丧失，经治疗 1 年以上不愈者。

3. 言语残疾

言语残疾指各种原因导致的不同程度的言语障碍，经治疗 1 年以上不愈或病程超过 2 年而不能或难以进行正常的言语交流活动，以致影响其日常生活和社会参与（注：3 岁以下不定言语残疾），包括失语、构音障碍、语言发育迟滞、口吃等。言语残疾分级标准如下（表 2-4）。

表 2-4　言语残疾分级标准

级别	语音清晰度（%）	言语表达能力等级测试
一级	≤ 10	未达到一级测试水平
二级	11 ~ 25	未达到二级测试水平
三级	26 ~ 45	未达到三级测试水平
四级	46 ~ 65	未达到四级测试水平

注：①语音清晰度是指人耳分辨语音的程度，语音清晰度＝听众正确听清的语音单位数／测量用的全部语音单位数 ×100%。②本标准适用于 3 岁以上儿童或成人，病因明确，经治疗 1 年以上不愈者。

4. 智力残疾

智力残疾指人的智力活动能力明显低于一般人水平，并显示出适应行为的障碍。智力残疾按其智力商数（Intelligence Quotient，IQ）及社会适应行为来划分等级。智力残疾的分级及标准如下（表 2-5）。

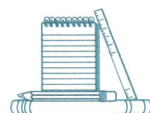

表 2-5　智力残疾的分级标准

分级	发育商（DQ）0~6岁	智商（IQ）≥7岁	适应行为（AB）	WHO-DAS 分值
一级	≤ 25	< 20	极度缺陷	≥ 116
二级	26 ~ 39	20 ~ 34	重度缺陷	106 ~ 115
三级	40 ~ 54	35 ~ 49	中度缺陷	96 ~ 105
四级	55 ~ 75	50 ~ 69	轻度缺陷	52 ~ 95

注：①发育商数是对婴幼儿的动作能、应付能、言语能和应人能进行的测试，DQ= 发育年龄 / 实际年龄 ×100。②智力商数（IQ）是通过智力量表测得的智龄除以实际年龄乘以 100，即 IQ= 智龄 / 实际年龄 ×100。③ WHO-DAS 为世界卫生组织残疾评定量表。

5. 肢体残疾

肢体残疾指人体运动系统的结构、功能损伤造成四肢残缺或四肢、躯干麻痹（瘫痪）、畸形等而致人体运动功能不同程度的丧失，以及活动受限或参与局限。肢体残疾分级标准如下（表 2-6）。

表 2-6　肢体残疾分级标准

等级	评价标准
一级	1. 四肢瘫：四肢运动功能重度丧失 2. 截瘫：双下肢运动功能完全丧失 3. 偏瘫：一侧肢体运动功能完全丧失 4. 单全上肢和双小腿缺失 5. 单全下肢和双前臂缺失 6. 双上臂和单大腿（或单小腿）缺失 7. 双全上肢或双全下肢缺失 8. 四肢在不同部位缺失 9. 双上肢功能极重度障碍或三肢功能重度障碍
二级	1. 偏瘫和截瘫，残肢保留少许功能（不能独立行走） 2. 双上臂和双前臂缺失 3. 双大腿缺失 4. 单全上肢和单大腿缺失 5. 单全下肢和单上臂缺失 6. 三肢在不同部位缺失（除外一级中的情况） 7. 二肢功能重度障碍或三肢功能重度障碍
三级	1. 双小腿缺失 2. 单前臂及其以上缺失 3. 单大腿及其以上缺失 4. 双手拇指或双手拇指以外其他手指全缺失 5. 二肢在不同部位缺失（除外二级中的情况） 6. 一肢功能重度障碍或二肢功能中度障碍
四级	1. 单小腿缺失 2. 双下肢不等长，差距在 5cm 以上（含 5cm） 3. 脊柱强（僵）直 4. 脊柱畸形，驼背畸形大于 70° 或侧凸大于 45° 5. 单手拇指以外其他四指全缺失 6. 单侧拇指全缺失 7. 单足跗跖关节以上缺失 8. 双足趾完全缺失或失去功能 9. 侏儒症（身高不超过 130cm 的成年人） 10. 一肢功能中度障碍，两肢功能轻度障碍 11. 类似上述的其他肢体功能障碍

注：以下情况不属于肢体残疾范畴：①一侧保留拇指和食指（或中指）而失去另外三指者。②保留足跟而失去足的前半部者。③双下肢不等长，差距小于 5cm。④小于 70° 的驼背或小于 45° 的脊柱侧凸。

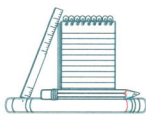

　　肢体残疾会影响个体的整体功能，整体功能的分级是在残疾者无辅助器具的帮助下，针对日常生活活动能力进行评价计分。日常生活活动分为八项，即端坐、站立、行走、穿衣、洗漱、进餐、如厕、写字。能实现一项算 1 分，实现困难算 0.5 分，不能实现算 0 分，据此将整体功能划分为三个等级，分级标准如下（表 2-7）。

表 2-7　肢体残疾者整体功能分级标准

级别	程度	计分
一级（重度）	完全不能或基本不能完成日常生活活动	0～4
二级（中度）	能够部分完成日常生活活动	4.5～6
三级（轻度）	基本上能够完成日常生活活动	6.5～7.5

6. 精神残疾

　　精神残疾指各类精神障碍持续 1 年以上未愈，患者出现认知、情感或行为障碍，影响其日常生活和社会参与的状态。18 岁及以上的精神障碍患者依据 WHO-DAS 分数和下述的适应行为表现，18 岁以下者依据下述的适应行为表现，将精神残疾划分为四级（表 2-8）。

表 2-8　精神残疾的分级标准

分级	WHO-DAS 值	适应行为
精神残疾一级	≥ 116 分	适应行为严重障碍； 生活完全不能自理，忽视自己生理、心理的基本要求，不与人交往，无法从事工作，不能学习新事物； 需要环境提供全面、广泛的支持，生活长期、全部需他人监护
精神残疾二级	106～115 分	适应行为重度障碍； 生活大部分不能自理，基本不与人交往，只与照顾者简单交往，能理解照顾者简单的指令，有一定学习能力。监护下能从事简单劳动。能表达自己的基本需求，偶尔被动参与社交活动； 需要环境提供广泛的支持，大部分生活仍需他人照料
精神残疾三级	96～105 分	适应行为中度障碍； 生活上不能完全自理，可以与人进行简单交流，能表达自己的情感。能独立从事简单劳动，能学习新事物，但学习能力明显比一般人差。被动参与社交活动，偶尔能主动参与社交活动； 需要环境提供部分的支持，即所需要的支持服务是经常性的、短时间的，部分生活需由他人照料
精神残疾四级	52～95 分	适应行为轻度障碍； 生活上基本自理，但自理能力比一般人差，有时忽略个人卫生。能与人交往，能表达自己的情感，体会他人情感的能力较差，能从事一般的工作，学习新事物的能力比一般人稍差； 偶尔需要环境提供支持，一般情况下生活不需要由他人照料

7. 多重残疾

　　多重残疾指存在两种或两种以上残疾。多重残疾分级按所属残疾中最重类别的残疾分级标准进行。

三、残疾预防

　　1981 年世界残疾预防会议拟定的《里兹堡宣言》指出，大多数残疾的损害是可以预防的。

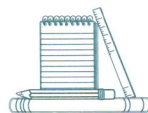

由于时代的发展，疾病谱的改变，预防的重点已经从生物学预防过渡到社会预防阶段，特别是对残疾的预防已经成为卫生健康工作的重点之一。

（一）疾病的预防

1. 疾病的一级预防

疾病的一级预防又称病因预防，针对疾病发生的生物、物理、化学、心理、社会因素提出综合性预防措施。消除致病因素，防止各种致病因素对人体的危害是一级预防的主要任务，即对健康人生活起居查找可能发生的致病因素进行预防，避免疾病的发生。

2. 疾病的二级预防

疾病的二级预防又称临床前期预防，即在疾病尚处于临床前期时做好早期发现、早期诊断和早期治疗的预防措施。二级预防措施包括普查、定期体检、高危人群重点监护等，即对临床前期指导治疗，避免疾病向严重方向发展。

3. 疾病的三级预防

疾病的三级预防又称临床预防，对患者及时有效地采取治疗措施，防止病情恶化，预防并发症和后遗症，对已丧失劳动能力或残疾者，通过康复治疗，尽量恢复或保留功能，即治病防残，延长生命，提高生活质量。

（二）残疾的预防

残疾预防应在国家、地方、社区及家庭等不同层次进行，应着眼于胎儿、儿童、青年、成年、老年等不同时期。

1. 残疾的一级预防

残疾的一级预防指预防可能导致残疾的各种损伤或疾病，避免发生原发性残疾的过程，旨在减少损伤的发生。做好一级预防残疾发生率可降低70%，最为有效。具体措施包括积极的运动锻炼和生活方式的修正、产前检查、孕期和围产期保健、防止意外事故、降低职业病损害等。

2. 残疾的二级预防

残疾的二级预防指疾病或损伤发生以后，采取积极主动的措施限制或逆转由残损造成的残疾，残疾发生率可降低10%～20%。具体措施包括疾病早期筛查、适当的药物治疗和必要的手术治疗、早期康复治疗和控制危险因素等，尤其注意对心脑血管疾病的控制和治疗。

3. 残疾的三级预防

残疾的三级预防指残疾已经发生，采取各种积极的措施防止不可逆转的残损恶化为残疾或残障，以减少残疾、残障给个人、家庭和社会造成的影响。具体可采用物理治疗、作业治疗、言语治疗、心理治疗、康复工程等常用康复治疗技术，同时还需要教育康复、职业康复和社会康复等多领域的介入。

四、残疾相关政策法规

（一）国际相关的残疾政策法规

自20世纪70年代开始，残疾人的人权概念被普遍接受，为保证残疾人的合法权益，使他们公平地参与社会，促进残疾人事业的发展，联合国先后发布了众多残疾相关的政策法规（表2-9）。特别是2006年联合国大会通过的《残疾人权利国际公约》，是联合国历史上第一部全面保障残疾人权利的国际法律文件，目的是促进、保护和确保所有残疾人充分、平等地享有一切人权和基本自由，促进对残疾人固有尊严的尊重。

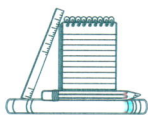

表 2-9　国际上残疾相关的政策法规

时间	相关政策文件
1971 年	《精神迟滞者权利宣言》
1975 年	《残疾人权利宣言》
1982 年	《关于残疾人的世界行动纲领》
1992 年	确定每年 12 月 3 日为"国际残疾人日"
1993 年	《残疾人机会均等标准规则》
2006 年	《残疾人权利国际公约》

　　国际社会对于残疾人的高度关注及政策的支持，不但揭开了国际社会共同维护残疾人权益的新篇章，而且加大了对残疾人权利的保护力度。其中，在卫生政策和规划中纳入与残疾相关的内容，不仅改善了残疾人的生存状况，促进了他们在社会中享有完整的权利和尊严，更深刻提醒着人们认识到残疾人与其他人一样，拥有同等的政治、社会权利，这一系列举措最终推动了残疾预防和康复工作的有效开展。

（二）我国相关的残疾政策法规

　　自 1982 年起，我国开始高度关注残疾人事业，并为此采取了一系列旨在发展残疾人事业、改善残疾人生活状况的措施。在这一进程中，国家先后颁布了多项与残疾人相关的法律法规（表 2-10）。其中，1988 年经国务院批准并颁布实施了首个残疾人事业发展规划《中国残疾人事业五年工作纲要（1988—1992 年）》，该纲要明确指出，我国的残疾人政策主要涵盖了康复、教育、就业、扶贫、组织联络、权益保障、体育、宣传、基层组织建设，以及国际合作等多个方面。1990 年，第七届全国人民代表大会常务委员会一致通过了我国历史上第一部《中华人民共和国残疾人保障法》，该法自 1991 年 5 月 15 日起正式生效，为我国残疾人权益的保障提供了坚实的法律基础。此外，国务院在 1994 年颁布了首部有关残疾人教育的专项法规《中华人民共和国残疾人教育条例》。该条例明确指出，国家坚决维护并保障残疾人平等接受教育的权利，严禁任何基于残疾的教育歧视；同时，强调残疾人教育作为国家教育事业不可或缺的组成部分，其重要性不言而喻，旨在促进教育公平与社会的全面进步。

表 2-10　我国与残疾相关的政策法规

时间	相关政策文件
1988 年	《中国残疾人事业五年工作纲要（1988—1992 年）》
1990 年	《中华人民共和国残疾人保障法》
1994 年	《中华人民共和国残疾人教育条例》
2002 年	《关于进一步加强残疾人康复工作的意见》
2007 年	《残疾人权利公约》
2007 年	《关于进一步加强残疾人体育工作的意见》
2008 年	《关于促进残疾人事业发展的意见》
2015 年	《关于加快推进残疾人小康进程的意见》
2016 年	《"十三五"加快残疾人小康进程规划纲要》
2016 年	《国家残疾预防行动计划（2016—2020 年）》
2016 年	《"十三五"卫生与健康规划》
2017 年	《残疾预防和残疾人康复条例》

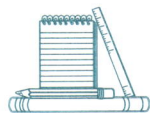

　　我国相关残疾政策法规的实施，不仅显著增强了残疾人的法律观念和法治意识，切实保障了他们的合法权益，还为残疾人事业的发展提供了保障。国家相关残疾政策法规的推行，不仅彰显了我国社会的文明进步，还积极维护了残疾人的合法权益，有力推动了康复服务、就业促进、脱贫攻坚、教育普及、社会保障体系构建等多方面的工作。同时，这些举措也在全球范围内为残疾人的人权保障事业树立了典范，展示了我国致力于构建更加包容和谐社会的坚定决心。

项目二　运动学基础

一、运动学概述

（一）概念

　　运动学属于理论力学的范畴，它通过几何学的方法来研究物体位置随时间变化的规律。人体运动学是结合力学原理与方法，研究人体在运动状态下各器官的形态结构、功能活动变化规律，并分析其相关的影响因素，是一门综合性很强的学科。在康复医学中，运动学基础知识用于分析运动障碍的原因、探讨康复机制，并以此来指导康复运动治疗，是康复治疗技术专业中一个重要的基础课程。

（二）人体姿势位

　　人体姿势位有解剖位和功能位。解剖位是分析和解释人体各结构部位位置关系时采用的体位，人体姿势的解剖位是指身体直立，两眼向正前方平视，两足并拢，足尖向前，双上肢自然下垂于躯干两侧，掌心向前（图 2-1）。功能位是人体运动的始发姿势，又名中立位，与解剖学姿势基本相同，不同的只是掌心贴于体侧（图 2-2）。

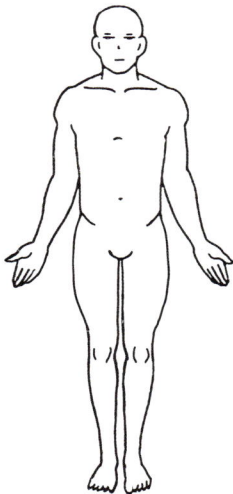
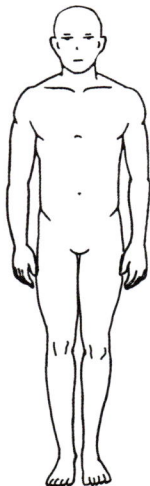

图 2-1　解剖位　　　　　　　　　　　　图 2-2　功能位

（三）基本运动

　　在人体运动学研究中，通常把人体简化成质点或刚体进行运动形式的描述。按质点的运动轨迹可分为直线运动和曲线运动。直线运动有匀速直线运动和变速直线运动，曲线运动有圆周运动和斜抛物体运动。人体基本运动形式包含关节基本运动形式、上肢基本运动形式、下肢基

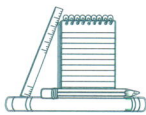

本运动形式、全身基本运动形式。

1. 关节基本运动形式

关节基本运动形式主要包括屈曲和伸展、内收和外展、旋转和环转等。

2. 上肢基本运动形式

上肢基本运动形式是在上肢各环节共同参与下完成的，在完成动作过程中主要由肩关节、肘关节及腕关节参与活动。如推、拉、上肢鞭打动作等。

3. 下肢基本运动形式

下肢基本运动形式由下肢各环节共同参与完成，在动作完成过程中主要由髋关节、膝关节和踝关节参与活动。如缓冲、蹬伸、下肢鞭打动作。

4. 全身基本运动形式

全身基本运动形式指躯体在完成动作时，上肢、下肢及躯干等各部分活动有主次之分，各部分之间相互协作共同完成动作。如摆动、躯干扭转、相向运动等。

（四）运动类型

人体运动涵盖了多种类型，这些类型可以根据运动项目的具体需求、生理与生化特性，或是骨骼肌的运动形式来进行区分。在康复治疗领域，为了针对患者的不同功能障碍进行有效的治疗，需要精心选择适宜的运动类型。

1. 有氧运动与无氧运动

根据运动项目所要求的运动强度、时间、速度和对体内氧化供能途径的不同，可将运动项目分为有氧运动与无氧运动。

（1）有氧运动　是运动时间较长，运动强度在中、小程度的运动项目，其运动所需的能量来源主要通过氧化体内物质提供。一般健身锻炼和患者康复训练都属于有氧运动。

（2）无氧运动　速度较快、爆发力强且时间短的运动项目，由于人体供能来不及而不得不依靠无氧供能。无氧运动多见于竞技性的体育项目。

2. 动力性运动与静力性运动

根据运动中骨骼肌运动形式的不同，可将运动分为动力性运动与静力性运动。

（1）动力性运动　骨骼肌收缩产生明显的关节活动为动力性运动。动力性运动可以使躯体产生位移或使人与器械产生加速度。动力性运动又分为向心运动与离心运动，向心运动与离心运动可以抗阻力或控制运动速度。

（2）静力性运动　骨骼肌收缩不产生明显的关节活动为静力性运动。静力性运动是维持躯体一定姿势的基础。动力性运动与静力性运动两种形式常常结合在一起，互相协调共同完成人体的运动。

3. 力量性运动与耐力性运动

根据机体对抗阻力的强度、时间与频率可将运动分为力量性运动与耐力性运动。

（1）力量性运动　对抗阻力的运动属于力量性运动。力量性运动能有效增强肌力。

（2）耐力性运动　机体在较长的时间内保持特定强度负荷或动作质量能力的运动为耐力性运动。长期坚持耐力性运动，可以有效增强心肺功能。

4. 被动运动、主动运动与抗阻运动

在康复治疗中，根据患者肌力与关节活动度大小采取的运动训练方式有被动运动、主动运动与抗阻运动等。

（1）被动运动　完全依靠外力帮助完成的运动称为被动运动。当肌力在 0～1 级不能完

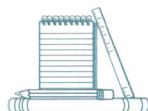

用力时，可以进行被动运动。

（2）辅助运动　借助外力做的运动为辅助运动。当肌力达 2 级或以上时，可以进行辅助运动。

（3）主动运动　由骨骼肌主动收缩完成的肢体运动为主动运动。主动运动是康复训练中最强调和最常用的训练方法。

（4）抗阻运动　由骨骼肌主动收缩克服自身重力和外来阻力完成全关节活动范围的运动属于抗阻运动。当肌力达 4 ～ 5 级时，可以进行抗阻运动。

二、骨、关节和肌肉的运动学基础

（一）骨的运动学基础

1. 位移与旋转

位移与旋转是身体的两种运动类型。位移指身体的每个部位都往一个方向移动（直线或曲线），旋转是指身体绕着转动轴移动产生的弧形轨迹。然而，整个身体的运动或平移是借由肌肉转动肢体来供给动力的。几乎身体所有关节的功能性运动都是由转动发生的。

2. 运动平面与运动轴

所有关节运动环绕 3 个相互垂直的轴心，沿着 3 个相互垂直的平面进行单一或者复合运动。基本的运动平面有水平面（横断面）、冠状面（额状面）、矢状面。基本的运动轴有冠状轴、垂直轴、矢状轴（图 2-3）。

（1）运动平面

矢状面：将身体划分为左、右两半，通常屈曲和伸直的运动发生在矢状面上。

冠状面：将身体划分为前、后两部分，几乎所有的外展和内收运动都发生在冠状面上。

水平面：将身体划分为上、下两部分，几乎所有的旋转运动都发生在水平面上。

（2）运动轴

冠状轴：左右方向垂直通过矢状面的轴叫冠状轴或额状轴。

矢状轴：前后方向垂直通过冠状面的轴叫矢状轴。

垂直轴：上下方向垂直通过水平面的轴叫垂直轴。

运动轴可以反映关节运动范围，即环绕冠状轴在矢状面上的运动、环绕矢状轴在冠状面的运动与环绕垂直轴在水平面上的运动。

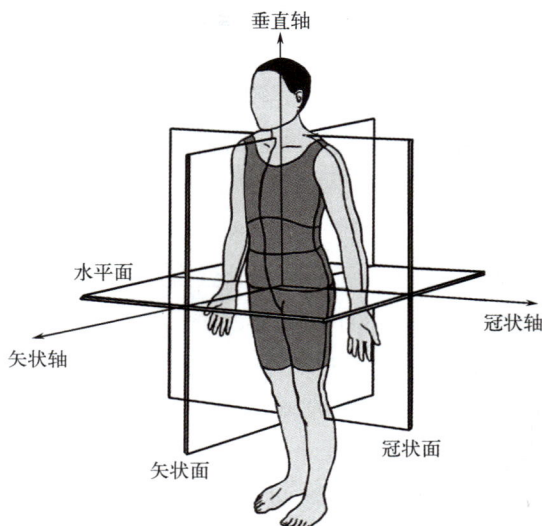

图 2-3　人体运动平面和运动轴

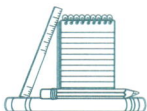

3. 自由度

自由度是指一个关节允许的运动平面的数量，对应于身体的 3 个基本平面，一个关节可以有 1 个、2 个或 3 个自由度。如肩关节具有 3 个自由度，这意味着肩关节可以在 3 个平面上自由运动。腕关节可以在 2 个平面上运动，因此腕关节被认为具有 2 个自由度。肘关节（肱尺关节）只能在 1 个平面上运动，因此被认为仅有 1 个自由度。

4. 环节与运动链

（1）环节　人体身上可以活动的每一段肢体、节段或关节。运动环节可以是单一的关节，也可以是几个关节作为整体相对某一关节的活动。

（2）运动链　指人体的几个部位（环节）通过关节连接而组成的一个复合结构，通常把一侧的上肢或下肢看成一条长链，每一关节为一链扣。运动链有开放运动链和封闭运动链。

在康复功能评定和康复治疗中，联合使用开闭运动链的运动方法，可以帮助寻找存在的运动障碍问题，以及在运动训练中有效激活主动肌、协同肌和拮抗肌等，从而使神经系统对骨骼肌运动的控制功能得到提高。

（二）关节的运动学基础

1. 关节的概念

骨与骨的连结装置称为骨连结，骨连结有直接连结和间接连结。直接连结是骨与骨之间借助致密结缔组织、软骨和骨直接相连，其间没有腔隙，不活动或活动很小。间接连结又称关节，是骨与骨之间借膜性结缔组织囊相连，在相对骨面之间有腔隙，有较大的互动性。关节不仅起连接作用，在运动系统中，关节是枢纽，在骨的杠杆作用中，关节是支点。人的整体或部分肢体的运动是发生在个别关节上骨骼的转动。关节是实现多环节联动完成人体复杂运动表现的结构基础。老化、长时间不动、创伤、疾病会影响关节的结构与功能，同时也会影响人的活动度及动作质量。

2. 关节的结构

关节结构（图 2-4）包括基本构造和辅助结构两部分。关节基本构造包括关节面、关节囊和关节腔。辅助结构有关节盘、关节唇、滑膜皱襞和关节韧带等。

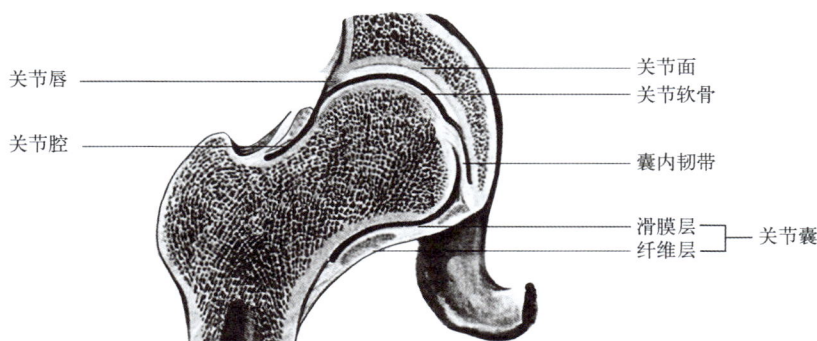

图 2-4　关节的结构

3. 关节的分类

原则不同，关节的分类也不同。根据关节的功能或解剖特点，可将关节分为不动关节、微动关节、可动关节。根据关节面的形状，可将关节分为球窝关节、椭圆关节、鞍状关节、滑车关节等。

4. 关节运动学

关节运动学是描述关节面之间所发生的运动。骨骼和关节类似门和卡榫（铰链），门打开

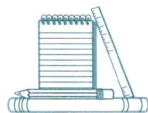

（骨骼运动学）是门轴绕着卡榫旋转（关节运动学）的结果。关节面之间的基本运动有滚动、滑动、旋转。关节运动学是关节活动受限的患者进行关节松动术的理论基础。

（三）肌肉的运动学基础

1. 骨骼肌结构

骨骼肌由大量成束的肌纤维（肌细胞）组成。每条肌纤维含有数百至数千条并列排布的肌原纤维，肌原纤维由许多粗肌丝和细肌丝组成。肌纤维内部含有丰富的肌管系统。肌的辅助结构主要包括肌膜、肌腱和韧带。

2. 肌纤维类型

人体不同的肌肉收缩特性是不同的，根据肌纤维的收缩特性可将肌纤维分为快缩型和慢缩型。不同收缩特性的肌纤维其代谢特性不同，因此又将肌纤维划分为快缩糖酵解型、快速氧化糖酵解型和慢速氧化型。

3. 肌的功能

骨骼肌是人体运动的发动机，产生运动是骨骼肌的基本功能。此外，骨骼肌还具有支撑骨骼、维持姿势、保护身体和产热的功能。

4. 运动单位

肌收缩必须有完好的神经支配。一个运动神经元及其支配的所有肌纤维群称为运动单位。一个运动单位可含有很少几个肌纤维，如眼外肌有 6 ～ 12 条；也有的可达数百条，如臀大肌可高达 150 ～ 1600 条。运动单位是肌收缩的最小单位。一块肌收缩时，可能仅仅有部分运动单位发挥作用。肢体不运动时，每块肌也有少数运动单位轮流收缩，使肌处于轻度持续收缩状态，保持一定的肌张力，以维持躯体姿势。

5. 骨骼肌工作术语

骨骼肌收缩时相对固定的附着处称为定点，向固定处移动的另一个附着处称为动点。定点和动点是不恒定的，当肌工作条件改变时，两者关系相互转换。骨骼肌收缩时肌的起点处相对固定，称近固定或近侧支撑，此时起点为定点，止点为动点。骨骼肌收缩时肌的止点相对固定，称远固定或远侧支撑，此时止点为定点，起点则为动点。

6. 骨骼肌与运动形式

骨骼肌收缩时有两种基本运动形式，即动力性运动与静力性运动。动力性运动又称等张收缩，是人体常见的运动形式，又分为向心运动与离心运动。静力性运动又称等长收缩，指肌收缩时产生的肌力等于外加阻力，骨骼肌虽积极收缩但长度不变。人体姿势的维持都需要骨骼肌做静力性运动。

三、运动生物力学基础

（一）生物力学基本概念

1. 运动中的力

力是一个物体对另一个物体的作用，是使物体产生形变或线运动状态改变的原因。如果把人体看作一个整体的力学系统，则人体的受力可分为外力和内力。常见的外力有重力、器械的阻力、摩擦力、流体作用力等，各种外力经常被用来作为康复训练或治疗的负荷，选择的负荷要求与肢体运动的方向和力量相适应，是增强肌力训练的方法学基础。内力是指人体内部各部分的相互作用，有肌拉力、组织弹力等。

2. 肌拉力

骨骼肌借助肌腱附着于骨，产生对骨的拉力，维持人体姿势，引起人体内各部分、各环节

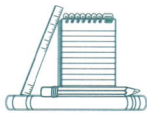

的相对运动，是人体内力中最重要的主动力。

3. 力矩

力矩（M）是力（F）和力臂的乘积，是使物体转动状态改变的原因。

（二）骨的生物力学

1. 骨的应力与应变

骨与一般材料相似，就其材料性质来说包含两个最基本的元素，即应力和应变，是用于描述骨受到外力作用后的内部效应。应变是骨在外力作用下，引起相应的局部形变。应变是反映骨变形的指标。当外力作用于骨时，骨的内部因变形而产生抵抗外力的力称为骨的应力。应力对骨的改变、生长和吸收起着调节作用，应力不足会使骨萎缩，应力过大也会使骨萎缩。因此，对骨来说，存在一个最佳的应力范围。应力 – 应变曲线是用来表示随着作用于骨的外力的增加，骨由弹性变形到塑性变形直至骨折过程中，其应力和应变之间的关系（图 2–5）。

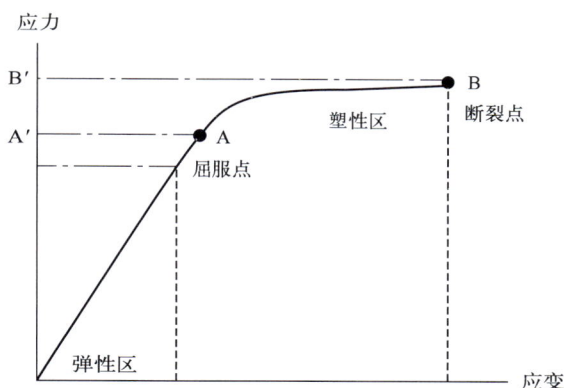

图 2–5 应力 – 应变曲线图

2. 骨杠杆

在运动活动中，骨的另一个重要功能是杠杆功能。在生物运动链中，关节绕关节轴转动，其功能与杠杆原理相同，因而称作骨杠杆。骨杠杆分为省力杠杆、平衡杠杆和速度杠杆。

（三）关节的生物力学

1. 关节稳定性

关节的稳定性与关节面形状、关节周围软组织强弱等有关系。两关节面面积差越小，稳定性越好；关节周围韧带越多越强，关节的稳定性越好；骨骼肌是运动中维持关节稳定的重要因素，因此关节周围肌肉强弱也会影响关节稳定性；另外关节内外的压力差在维持关节的稳定性方面也存在重要意义。

2. 关节软骨生物力学特性

关节软骨可被看作充满液体的多孔介质，所以关节软骨是固、液双相性结构材料，其力学性能与固体材料特性和渗透性有关。关节软骨的渗透性很低，在快速加载与卸载时（如跳跃时），软骨类似于弹性材料，在承载时变形，卸载后立即复原。在持续性、缓慢负载作用时（持续长时间的站立），关节软骨内的液体被挤出，组织的变形将随时间持续而加强。消除载荷后，若有充分时间使其吸收液体，软骨组织可恢复原状。

（四）肌肉的生物力学

骨骼肌运动会产生一系列相互联系的形态、机械、电化学和热学变化，其中以机械变化的力学特征最为明显。机械变化主要表现为肌收缩时的张力、长度与速度的变化。骨骼肌运动的力学特征主要表现在肌收缩时长度与张力、张力与速度的变化。

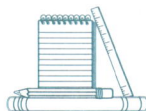

四、运动的生理效应

运动是生命活动的标志，运动时身体的各系统都将产生适应性的变化，继而引起功能的改变。康复治疗时进行有针对性的功能训练，可调节各系统功能，对改善患者身心功能障碍有着积极的意义。

1. 对运动系统的生理效应

长期、系统、科学的体育锻炼对骨形态结构产生的形态学适应主要表现在促进骨的生长发育、改善骨的内部结构。体育锻炼可使骨关节面骨密度增加，从而承受更大的负荷，同时，可以使肌腱和韧带增粗，增强关节稳定性，使关节面软骨增厚。系统的柔韧性练习可增加关节囊周围肌腱、韧带和肌肉的伸展性，从而使关节运动幅度增加，有助于动作的协调，对提高运动成绩、减少伤害和预防损伤有重要意义。运动训练可引起肌纤维类型转变，肌纤维增粗，肌原纤维数量增多，可使骨骼肌组织壮大，肌肉功能得到改善。

2. 对心血管系统的生理效应

运动时骨骼肌收缩，耗氧量显著增加，心血管系统会发生适应性的变化，以提高心排血量，增加血流供应，从而满足肌肉组织的氧耗需求，并及时运走过多的代谢产物，保持持久的肌肉运动。经常进行体育锻炼或运动训练，可促使人体心血管系统的形态、机能和调节能力产生良好而持久的适应，提高人体运动能力。

3. 对呼吸系统的生理效应

运动开始后，肺通气量随运动强度和代谢需求的增加而增加，表现为呼吸加深、加快。长期训练能提高呼吸肌的肌力和耐力，提高肺活量，增加肺通气量，增加呼吸深度，降低呼吸频率，提高肺通气效率，提高机体对氧气的利用能力。

4. 对中枢神经系统的生理效应

运动可以向中枢神经提供感觉、运动和反射性传入，从而保持中枢神经系统的紧张性和兴奋性。多次重复的训练可以提高神经活动的兴奋性、灵活性和反应性，有利于条件反射的建立。运动还可调节人的精神和情绪，锻炼人的意志，增强人的自信心。同时运动对大脑功能重组和代偿也能起到重要的作用。

5. 对消化系统的生理效应

长期坚持适宜运动可对人体消化系统产生良好的作用。运动可促进胃肠道的蠕动，有预防和改善便秘的作用。运动提高心肺功能，可促进消化器官的血液循环，保证氧和营养的充足供应，有利于消化系统的健康。

项目三　人体发育学基础

一、人体发育学基本概念

（一）概念

人体发育涉及从生命开始到结束的全过程，是人体结构和功能按照一定规律分化、发育、统合的多样化、复杂化的过程。人体发育学属于发育科学（developmental science）的分支领域，是研究人体发生、发育全过程及其变化规律的科学，是一门新兴的学科，包括对人生各个

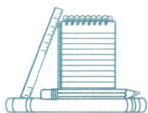

阶段的生理功能、心理功能、社会功能等方面的研究。生长和发育是儿童不同于成人的重要特点。生长是指儿童身体各器官、系统的长大，可用相应的测量值来表示其量的变化；发育是指细胞、组织、器官的分化与功能成熟，是质的变化。生长是发育的物质基础，生长的量的变化可在一定程度上反映身体器官、系统的成熟状况，两者紧密相关，共同表示人体量和质的动态变化过程。

（二）研究范围

人体发育学重点是研究人体生长、发育、成熟直至衰亡过程中从量变到质变的现象、规律、影响因素及相关的发育评定，为正确识别各种异常情况或疾病状态，制订正确的预防、保健、治疗及康复措施奠定理论基础。

二、各生长时期的生理发育特点

（一）生长发育的分期及特点

人的生长发育是一个连续渐进的动态过程。在这一过程中随着年龄的增长，人体将发生量和质的变化，形成了不同的发育阶段。根据各阶段的特点可将人的生命全程划分为八个年龄阶段。

1. 胎儿期

从受精卵形成到胎儿娩出前为胎儿期，共 40 周，胎儿的周龄即胎龄。此期是个体出生前身体结构和功能在母体子宫内发育的重要时期，其影响是长期的，对人的整个一生有重要意义。母亲妊娠期间如受自身及外界不利因素影响，包括遗传因素、年龄因素、感染、放射线、化学物质、外伤、营养缺乏、疾病和心理创伤等都可能影响胎儿的正常生长发育，导致畸形、流产或宫内发育障碍。

2. 新生儿期

自胎儿娩出脐带结扎至生后 28 天之前为新生儿期。此期的小儿脱离了母体而独立生存，所处的内外环境发生了根本变化，适应能力尚不完善，加之如果有出生前和出生时的各种不利因素，发病率和死亡率都很高，先天畸形也常在此期被发现。

此期的主要特征：①适应子宫外生活的生理学特征，如肺的换气、循环的重建和肠道的活动。②适应独立生活的行为学特征及觉醒状态的调节，如注视物体或脸，对声音的反应，为了得到营养、确保安全等对感觉刺激做出适当反应并保持觉醒。新生儿的行为状态决定了他们的肌张力、自主运动、脑电图形式等，但新生儿的运动是非自主性的和不协调的。③与外界环境和人相互作用的特征，如可以对环境和他人保持警觉并能适应，父母积极地调节婴儿的状态，同时也受到婴儿状态的调节，这种相互作用可以加快婴儿心理稳定和身体发育，同时也为父母和孩子之间的心理沟通奠定了基础，新生儿的社会交往建立，是人际关系的最初形态。

3. 婴儿期

自出生后 28 天至 1 周岁为婴儿期。此期是小儿生长发育最迅速的时期，对营养的需求量相对较高，但各器官系统生长发育不够成熟和完善，尤其是消化系统的功能不完善，容易发生营养问题和消化紊乱。婴儿来自母体的抗体逐渐减少，自身免疫系统尚未完全成熟，抗感染能力较弱，易发生各种感染和传染性疾病。

此期的主要特征：①感觉和运动功能迅速发育，已有触觉和温度觉，味觉更加敏感，嗅觉反应比较灵敏，分辨声音的能力提高并可做出不同反应，可以追视移动的物体和远处的物体并开始能够分辨红色。原始反射逐渐减弱和消失，立直反射、平衡反应逐渐建立，在不断抗重力

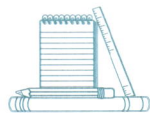

的发育过程中，从卧位到坐位直至站立和行走。②言语功能的发育，从出生时就能发出哭叫之声，到 1 岁末时大部分婴儿能说几个有意义的词。③开始产生最初的思维过程，自我意识萌芽，情绪有所发育。④可以接受大小便控制训练。

4. 幼儿期

自 1 周岁至满 3 周岁之前为幼儿期。

此期的主要特征：①体格发育速度较前稍减慢。②智能发育迅速。③开始会走，活动范围渐广，接触社会事物渐多。④语言、思维和社交能力的发育日渐增速。⑤消化系统功能仍不完善，营养的需求量仍然相对较高，适宜的喂养是保持正常生长发育的重要环节。⑥对于危险事物的识别能力和自身保护能力有限，意外伤害的发生率较高。

5. 学龄前期

自 3 周岁至 6 ～ 7 岁入小学前为学龄前期。

此期的主要特征：①体格发育处于稳步增长状态。②各类感觉功能已渐趋完善，空间知觉和时间知觉逐渐发育。③智能发育更加迅速，理解力逐渐加强，好奇、好模仿。④可用语言表达自己的思维和感情，思维活动主要是直观形象活动。⑤神经系统兴奋过程占优势，抑制力量相对较弱，容易激动，喜欢喧闹，动作过多，注意力易分散。⑥与同龄儿童和社会事物有了广泛的接触，知识面扩大，自理能力和初步社交能力得到锻炼。⑦初步对自己的性别有所认识。

6. 学龄期

为 7 周岁后至青春期（一般女 13 岁，男 14 岁）前，又称儿童期。

此期的主要特征：①儿童的体格发育稳步增长，除生殖系统外，各系统器官外形均已接近成人，智能发育更加成熟，思维过程开始由具体形象思维向抽象逻辑思维过渡。②已能适应学校、社会环境，是接受系统化的文化、科学教育的关键时期。③情感的广度、深度和稳定性都较前提高，较高级的情感如道德感、理智感和美感开始发展。④意志方面开始有了一定程度的自觉性、坚持性和自制力，但还很不稳定。⑤个性逐渐形成，带着个人特征的气质倾向已逐渐显露，性格特征也开始显露。

7. 青春期

青春期是由儿童发展到成人的过渡时期。从体格生长突增开始，到骨骼完全愈合、身体停止生长、性发育成熟而结束。这一时期人体在形态、功能、内分泌及心理、行为等方面都发生着巨大的变化。目前，国内外一般将青春期的年龄范围定为 10 ～ 20 岁，女孩青春期的开始和结束年龄都比男孩早 2 年左右。

青春期可分为早、中、晚三期。青春早期的主要表现是身高生长突增，出现突增高峰，性器官和第二性征开始发育，一般持续约 2 年。青春中期以性器官和第二性征发育为主要特征，出现月经初潮或首次遗精，身高生长速度逐渐下降，通常持续 2 ～ 3 年。青春后期体格生长缓慢，但仍有所增长，直至骨骼完全融合，性器官及第二性征继续缓慢发育直至达成人水平，此期一般为 2 年左右。上述各期在身体发育的同时，还伴随着社会心理发育。

8. 成年期

18 岁以后为成人期，是人生跨度最漫长的时期，成人期又可分为青年期（18 ～ 25 岁）、成年期（25 ～ 60 岁）和老年期（60 岁以后）。

此期的主要特征：①青年期的发育基本成熟，功能最强但不够稳定。②成年期的生理功能逐渐衰退并出现更年期，心理功能相对稳定，承担最为重要的社会角色。③老年期的生理功能与心理功能全面衰退，随着人口老龄化进程的加快和老年疾病发病率的升高，老年人致残率明显上升。同时，老年人的社会功能减弱，直至生命结束。

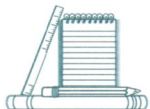

（二）生长发育的正常规律

生长发育是遗传因素和环境因素相互作用的结果，身体结构的变化、各项功能的获得按照一定的顺序进行，儿童的生长发育均具有连续性、阶段性、不均衡性的特征，生长发育虽然按照一定的总规律发展，但在一定范围内因受遗传和环境因素的影响，存在相当大的个体差异。这种差异不仅表现在生长发育的水平方面，还反映在生长发育的速度、体型特点、达到成熟的时间等方面。因此，每个人生长的"轨迹"不会和其他人完全相同。即使在一对同卵双生子之间也存在着微小的差异。儿童的生长发育水平有一定的正常范围，评价时必须考虑个体的不同因素，才能做出正确的判断。

三、影响生长发育的因素

儿童的生长发育是在复杂的环境因素和先天因素相互作用中实现的，因此将影响生长发育的因素归纳为生物学因素、环境因素及综合因素。

（一）生物学因素

1. 遗传

父母双方的遗传因素决定儿童生长发育的趋向和特征，如父母身材的高矮、皮肤的颜色、毛发的多少及形态等，对子女都有一定程度的影响。

2. 疾病因素

疾病对生长发育的阻扰作用十分明显。急、慢性疾病可影响体重和身高的发育；内分泌疾病常引起骨骼生长和神经系统发育迟缓；先天性疾病，如先天性心脏病可导致生长发育迟缓。

（二）环境因素

1. 营养因素

营养对生长发育至关重要。胎儿期营养不良可造成胎儿体格生长落后，重者影响脑发育；婴幼儿期营养不良可影响体重、身高及智能发育。

2. 母亲因素

孕妇的生活环境、营养、情绪影响胎儿的宫内发育；妊娠期的精神创伤、营养不良可引发流产、早产，影响胎儿体格发育和脑发育。

3. 社会因素

父母对于儿童语言和非语言信号的及时回应可以给予儿童安全感，有助于儿童注意力、语言、社交和健康心理的发育。良好的居住环境、生活习惯、科学护理、环境气候、体育锻炼、完善的医疗保健服务等，都是促进儿童生长发育达到最佳状态的重要因素。

（三）综合因素

生长发育既取决于遗传因素（内在因素）和环境因素（外在因素），也取决于二者之间的交互作用。如身高主要由遗传即生物学因素所决定，但环境因素包括营养物质的获取、进食习惯的形成等也会起到间接的作用。为促进儿童的生长发育，采取有效措施积极预防各种遗传代谢性疾病及各类先天性疾病和发育障碍的发生十分重要。此外，科学合理的孕期保健、胎教、早期发现异常及早期干预，则是防治各类疾病及发育障碍的有效途径。总之，加强婴幼儿期及儿童生长发育不同时期的指导及科学干预，创造适宜儿童生长发育的社会环境，避免不良环境因素的干扰，对于儿童身心发育和健康十分重要。

四、异常发育

当儿童生长发育违背正常规律时，就会发生形态及功能发育的障碍。

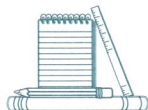

（一）脑性瘫痪

脑性瘫痪简称脑瘫，是临床最为多见的小儿运动障碍和肢体残疾。脑性瘫痪是自受孕开始至婴儿期非进行性脑损伤和发育缺陷所导致的综合征，主要表现为运动障碍及姿势异常。由于病因、脑损伤部位和程度的不同，脑性瘫痪的临床表现多种多样，但都存在不同程度的运动发育落后，姿势异常，肌力、肌张力及反射发育异常。

（二）孤独症

孤独症也称自闭症，是广泛性发育障碍的代表性疾病。发病的主要因素：①遗传因素。②孕期及围生期因素，如产伤、宫内窒息等。③免疫系统异常。④多种神经内分泌和神经递质功能失调。⑤家庭成员关系等。该疾病一般起病于36个月以内，主要表现为四大类核心症状，即社会交往障碍、交流障碍、兴趣狭窄和刻板重复的行为方式。未经特殊教育和治疗的多数儿童预后不佳，所以要尽早干预和康复训练。

（三）其他

1. 运动功能障碍

运动功能障碍可由先天因素及后天因素导致与运动功能有关的神经系统、运动系统损伤导致。

（1）先天性运动功能障碍　指出生前因素所导致的运动功能障碍。如染色体异常、先天性中枢神经系统畸形、肢体缺如、脊柱裂、髋关节脱位、进行性肌营养不良和遗传性脊髓性肌萎缩症等。

（2）后天性运动功能障碍　指出生后因素所导致的运动功能障碍。如多发性周围神经炎、急性脊髓灰质炎、颅脑损伤、脊髓损伤、骨关节损伤等。

2. 行为障碍或异常

多种疾病均可导致行为异常，而神经精神疾病最为常见。儿童行为障碍或异常多数表现在生物行为、运动行为、性格行为和社会行为等方面。多数儿童的行为异常可随着发育成熟而自行消失。

（1）生物功能行为问题　包括遗尿、遗便、多梦、睡眠不安、食欲不佳及挑剔饮食等。

（2）运动行为问题　包括儿童擦腿综合征、咬指甲、吸吮手指、咬或吸衣物、挖鼻孔及活动过多等。

（3）性格行为问题　包括惊恐、害羞、忧郁、社交退缩、交往不良、违拗、易激动、烦闹、胆怯、过分依赖、要求注意、过分敏感、嫉妒及发脾气等。

（4）社会行为问题　包括破坏、偷窃、说谎及攻击性行为等。

（5）语言障碍　行为性语言障碍主要表现为口吃。

（6）注意缺陷多动障碍　又称多动症，以注意力不集中、活动过度、情绪冲动、任性和学习困难为特征，在儿童行为问题中颇为常见。男孩的行为问题多于女孩，多表现为运动与社会行为问题，女孩多表现为性格行为问题。多数儿童的行为问题可在发育过程中自行消失。

3. 言语和语言障碍

言语和语言障碍是指语言理解、表达及交流过程中的障碍。言语和语言障碍是学龄前儿童中常见的一种发育障碍，可对阅读和书写产生深远影响，因此应早发现、早干预和早治疗。

4. 学习障碍

学习障碍属于特殊障碍，是指在获得和运用听、说、读、写、计算、推理等特殊技能上有明显困难，并表现出相应的多种障碍综合征。临床上常把由于各种原因引起的学业失败统称学习障碍。其确切病因尚未明确，可能与发育时期生物学因素和环境因素有关，如精神发育迟缓、

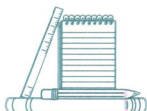

多动、情绪和行为问题、特殊发育障碍、中枢神经系统的某些功能障碍等。临床表现最显著的特征是以学习能力障碍为主，与同龄儿童预期水平相比明显不相称，小学 2～3 年级为发病高峰，男孩多于女孩。

5. 精神发育迟滞

精神发育迟滞是一组起病于 18 岁以前精神发育不全或受阻的综合征，临床表现为智力明显低下和社会适应能力缺陷。精神发育迟滞在国际疾病分类（ICD）中属于精神疾病范畴，可由多种原因引起，主要为生物医学因素和社会心理学因素。脑在发育过程中受到各种不良因素的影响导致脑发育迟缓或障碍而影响智力，另外教养不当、感觉剥夺、文化剥夺、家庭结构不完整、父母有心理障碍等因素导致后天信息输入不足或不当，没有学习机会，也会影响智力水平。精神发育迟滞的儿童，其言语、注意、记忆、抽象、洞察等能力均明显落后于同龄儿童。

项目四　神经学基础

神经系统作为人体至关重要的调控核心，可细化为两大核心组成部分：中枢神经系统与周围神经系统。这两大系统通过复杂而精细的神经网络，将中枢神经的指令传递至人体各个器官与系统，实现了对全身功能的直接或间接调控。这一机制确保了人体各项生理活动的和谐运作与精准调节。因此，神经系统的任何损伤都将引发一系列的功能障碍，影响人体的健康状态。深入探究神经系统的构成、功能及其损伤后的表现，对于指导康复治疗策略，促进患者康复进程，具有极大的重要性和指导价值。

一、神经系统的构成

神经系统的构成复杂而精细，主要分为中枢神经系统和周围神经系统两大部分。

（一）中枢神经系统

中枢神经系统是神经系统的核心部分，主要由脑和脊髓组成，负责接收、整合、传递和储存信息，控制人体的各种生理活动和心理活动。

1. 脑

脑是中枢神经系统的主要组成部分，分为多个区域，包括大脑、小脑、脑干和间脑等。

（1）大脑　又称端脑。大脑是高级功能的主要控制器，负责记忆、思考、语言、感知、运动控制等复杂功能。大脑被划分为左右两个半球，每个半球都有其特定的功能区域，如左脑通常主导语言和逻辑分析能力，而右脑更侧重于空间感知、艺术创造等。大脑还包括基底节区、内囊等结构，这些结构在协调运动、情感调节等方面发挥重要作用。

（2）小脑　小脑位于大脑的后下方，主要负责协调身体的运动，保持身体平衡，并参与调节肌肉张力和协调随意运动。

（3）脑干　脑干位于大脑下方，连接着大脑与脊髓，是中枢神经系统的较小部分，呈不规则的柱状。脑干自下而上由延髓、脑桥、中脑三部分组成。延髓和脑桥连接着许多的神经核团、神经传导束和网状结构，网状结构分布于脑干的各个部位，其主要功能是接受躯体内外的各种刺激，并可向大脑皮层非特异性投射，维持大脑皮层的兴奋状态。

（4）间脑　间脑是脑干与大脑半球连接的中继站，可分为背侧丘脑、后丘脑、上丘脑、底丘脑和下丘脑五个部分。间脑在调节内分泌、控制体温、维持水盐平衡等方面发挥重要作用。

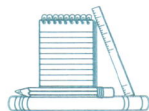

2. 脊髓

脊髓是中枢神经系统的另一个重要组成部分，位于椎管内，呈条索状结构，总长度达40～45cm，和脊柱的弯曲程度保持一致。脊髓的主要功能是将大脑的命令传递到身体各部位，并接收来自身体各部位的感觉信息，再回传到大脑。

（二）周围神经系统

周围神经系统负责将中枢神经系统即脑和脊髓的指令传递到身体的各个部分，并将身体的感觉信息传回中枢神经系统。周围神经系统由分布于身体各处的神经纤维、神经节、神经丛和神经终末装置等构成，具有高度的复杂性和多样性。

1. 组成部分

（1）神经纤维　神经纤维是构成周围神经系统的基本单位，主要由神经元、神经胶质细胞、神经纤维轴突等组成。神经元是神经系统的基本结构和功能单位，具有接收、整合和传递信息的能力。神经纤维轴突是神经元的输出部分，负责将信号从神经元传输到其他神经元或肌肉细胞。髓鞘是覆盖在轴突表面的一层膜，其作用是绝缘，防止神经电冲动从一个神经元轴突传递至另一神经元轴突。

（2）神经节与神经丛　神经节是神经元的集合体，通常位于神经纤维的交会处，具有对传入信息进行初步处理的功能。神经丛则是由多条神经纤维和神经节交织而成的复杂网络，负责在身体特定区域内传递和整合信息。

（3）神经终末装置　神经终末装置是神经纤维的末端部分，负责将信号传递给肌肉、腺体或其他效应器。

2. 主要分类

根据功能和分布特点，周围神经系统可以分为脊神经、脑神经和内脏神经三大部分。

（1）脊神经　脊神经为连接于脊髓的周围神经部分，共31对。根据脊神经与脊髓的连接关系，可将其分为颈神经8对、胸神经12对、腰神经5对、骶神经5对、尾神经1对。脊神经主要负责身体躯干和四肢的感觉和运动功能。

（2）脑神经　脑神经是与脑相连的周围神经，共12对，包括嗅神经、视神经、动眼神经、滑车神经、三叉神经、展神经、面神经、前庭蜗神经、舌咽神经、迷走神经、副神经和舌下神经。脑神经主要负责头面部的感觉、运动、味觉、嗅觉、听觉，以及眼球和舌的运动等功能。

（3）内脏神经　内脏神经系统是神经系统的组成部分之一，按照分布部位的不同可分为中枢部和周围部。其中周围部包含内脏运动神经和内脏感觉神经，主要负责调节内脏器官的活动和感觉功能。

二、神经系统的功能

（一）中枢神经系统的功能

中枢神经系统的功能涵盖了整合与处理信息、控制运动、调节感知与知觉、学习与记忆、调节内分泌与自主神经活动、维持觉醒与睡眠，以及调节情感与行为等多个方面，这些功能的实现依赖中枢神经系统内部复杂的神经网络和神经递质系统的协同工作。

1. 整合与处理信息

中枢神经系统负责接收来自身体各部分的感觉信息，包括视觉、听觉、触觉、味觉和嗅觉等。这些信息在大脑皮层进行整合、处理和分析，以形成对外部世界的感知和理解。这一过程涉及多个脑区的协同工作，如感觉皮层、联合皮层等。

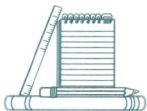

2. 控制运动

大脑皮层中的运动区（如中央前回）负责规划和控制身体的运动。通过脊髓和周围神经系统的连接，中枢神经系统能够将运动指令传递给肌肉，实现精细和复杂的动作。同时，脊髓也参与运动反射的调节，确保身体对外部刺激作出迅速而准确的反应。

3. 调节感知与知觉

中枢神经系统通过感觉器官获取外界信息，并在大脑皮层进行进一步的处理和解释。这一过程不仅包括对基本感觉信息的识别，还包括对复杂刺激（如语言、音乐、图像等）的理解和感知。此外，中枢神经系统还参与形成和维持感知觉的经验和记忆。

4. 学习与记忆

大脑皮层中的多个区域（如海马体、前额叶等）与学习和记忆过程密切相关。这些区域通过神经元的连接和突触的可塑性来存储和检索信息。学习和记忆是人类适应环境变化、获取新知识和技能的重要途径。

5. 调节内分泌与自主神经活动

中枢神经系统通过下丘脑等结构参与调节内分泌系统的活动，影响激素的分泌和代谢。同时，它还通过自主神经系统（交感神经和副交感神经）调节内脏器官的活动和腺体的分泌，以维持机体内环境的稳定。

6. 维持觉醒与睡眠

中枢神经系统中的多个脑区（如脑干网状结构、丘脑等）与觉醒和睡眠的调节有关。这些脑区通过神经递质和神经调质的相互作用，控制人体的睡眠－觉醒周期，确保人体在适当的时间保持清醒或进入睡眠状态。

7. 调节情感与行为

中枢神经系统还参与情感与行为的调节。边缘系统（包括海马体、杏仁核等）与情感反应和社交行为密切相关。大脑皮层中的前额叶等区域则负责高级认知功能的调控，如决策制定、道德判断等。

（二）周围神经系统的功能

周围神经系统具有传导信息、控制运动、自主神经调节、神经内分泌调节、保护与支持作用，以及疼痛与感觉传导等重要的功能。

1. 传导信息

周围神经系统通过神经纤维将感觉信息从中枢神经系统传递到身体各部分，如皮肤、肌肉、内脏等。这些感觉信息包括触觉、温度觉、痛觉、压力觉等，有助于我们感知外部环境的变化。同时，周围神经系统也将身体各部分产生的运动指令和自主神经调节信号传递到中枢神经系统，实现对身体的精确控制。

2. 控制运动

周围神经系统中的运动神经负责控制肌肉的运动。当大脑发出运动指令时，这些指令通过脊髓和周围神经系统的神经纤维传递到肌肉，引起肌肉的收缩和舒张，从而实现身体的各种动作。

3. 自主神经调节

周围神经系统中的自主神经（包括交感神经和副交感神经）负责调节内脏器官、血管、腺体等的活动。它们通过释放神经递质来影响这些器官的功能状态，如心率、血压、呼吸、消化等，以维持机体内环境的稳定。

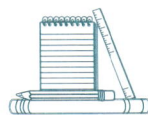

4. 神经内分泌调节

周围神经系统与内分泌系统存在密切的相互作用。它们通过神经递质和激素的相互调节来影响机体的代谢、生长、发育等生理过程。如交感神经的兴奋可以促进肾上腺素的释放，从而增加机体的应激反应能力。

5. 保护与支持作用

周围神经系统的神经纤维和神经末梢还具有一定的保护和支持作用。它们可以包裹和保护神经元的轴突，防止其受到外界的损伤和干扰。同时，神经末梢还可以释放一些生长因子和营养因子，支持神经元的生长和修复。

6. 疼痛与感觉传导

周围神经系统中的感觉神经负责传导疼痛和其他感觉信息。当身体受到损伤或刺激时，感觉神经将疼痛信号传递到中枢神经系统，引起痛觉反应。这种反应有助于我们及时采取措施保护身体免受进一步的伤害。

三、中枢神经系统损伤

（一）脑损伤

脑损伤是指由于外力、疾病或其他因素导致的脑部结构和功能的损害。脑损伤的症状和后果取决于损伤的部位、程度和性质。

1. 大脑损伤

大脑是中枢神经系统的重要组成部分，负责高级认知功能、运动控制、感觉处理等。大脑损伤可能导致以下症状。

（1）短暂性脑缺血发作或血栓形成　患者可能出现头晕、头痛、恶心及意识障碍等症状。

（2）脑出血　由于血压骤然升高导致血管破裂，患者可能出现严重的头痛、呕吐、意识障碍甚至昏迷。

（3）肢体无力、偏瘫　大脑特定区域的损伤可能导致对侧肢体的运动功能障碍。

（4）感觉障碍　包括触觉、温度觉、痛觉等感觉功能的减退或丧失。

（5）认知功能障碍　如记忆力减退、注意力不集中、思维迟缓等。

2. 小脑损伤

小脑主要负责协调身体的运动，保持身体平衡。小脑损伤可能导致以下症状。

（1）共济失调　表现为步态不稳、眼球震颤、说话不流利等。

（2）肌张力降低　肌肉张力降低，影响身体的稳定性和协调性。

（3）平衡障碍　患者可能无法保持坐起或站立，表现为明显的摇晃和不稳。

3. 脑干损伤

脑干是连接大脑和脊髓的关键部位，包含许多重要的生命中枢。脑干损伤可能导致以下症状。

（1）动眼神经瘫痪　表现为眼球运动障碍、复视等。

（2）面瘫和肢体瘫痪　脑干损伤可能导致面部肌肉和肢体的瘫痪。

（3）呼吸和循环功能障碍　脑干中的呼吸中枢和心血管中枢受损可能导致呼吸不规律、心跳减慢甚至停止。

（4）运动功能障碍　脑干损伤可能波及上下行传导束，造成运动功能障碍。

4. 间脑损伤

间脑负责调节内分泌、睡眠、觉醒等多种生理功能。间脑损伤可能导致以下症状。

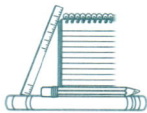

（1）感觉障碍 包括痛温觉、深感觉或皮质觉障碍。

（2）不自主运动 如舞蹈症、手足抽搐症等。

（3）呼吸和意识功能障碍 间脑中的呼吸中枢和意识中枢受损可能导致呼吸异常和意识障碍。

（二）脊髓损伤

脊髓损伤是中枢神经系统损伤的一种，通常由外伤、炎症、肿瘤等多种原因引起。脊髓损伤往往会导致严重的运动、感觉和自主神经功能障碍。

1. 运动障碍

（1）瘫痪 脊髓损伤最常见的表现是瘫痪，具体表现为损伤平面以下肢体的运动功能下降甚至减弱。根据损伤部位的不同，瘫痪可表现为下肢瘫痪／截瘫（如胸腰段脊髓损伤）和四肢瘫痪／四肢瘫（如颈段脊髓损伤）等。

（2）关节活动受限 脊髓损伤后，由于肌肉无力或萎缩，患者的关节活动范围可能受到限制，影响日常生活和自理能力。

（3）肌肉痉挛 脊髓损伤常出现肌肉痉挛现象，表现为肌肉不自主地收缩和僵硬，可能给患者带来剧烈的疼痛并影响肢体活动。

2. 感觉障碍

（1）感觉缺失或异常 脊髓损伤会导致损伤平面以下的感觉功能受损，表现为触觉、痛觉、温度觉等感觉的缺失或异常。

（2）感觉分离 在脊髓半切综合征表现中，可能会出现感觉分离现象，即同侧肢体的深感觉消失，而对侧肢体的浅感觉消失。

3. 自主神经功能障碍

（1）血管舒缩功能障碍 脊髓损伤后，自主神经对血管的调节功能受损，导致血管舒缩功能障碍。患者可能出现低血压或高血压的波动，尤其是在体位改变时更为明显。

（2）出汗功能障碍 自主神经负责调节汗腺的分泌，脊髓损伤后，患者可能出现出汗功能障碍。具体表现为损伤平面以下区域的无汗或多汗。

（3）排尿、排便功能障碍 脊髓损伤后，自主神经对膀胱和肠道的控制能力下降，导致排尿、排便功能障碍。患者可能出现尿潴留、尿失禁、排便困难或便秘等症状。

（4）性功能障碍 脊髓损伤还可能影响患者的性功能，包括勃起功能障碍、射精障碍等。

四、周围神经系统损伤

周围神经系统损伤是指身体各处的周围神经由于外伤、炎症、压迫等多种原因导致的功能障碍或丧失。

（一）周围神经系统损伤的原因

1. 外伤

如切割伤、牵拉伤、挫伤、挤压伤等，这些外伤可能直接破坏神经组织，导致功能障碍。

2. 炎症

某些感染或自身免疫性疾病可能引发神经炎症，导致神经受损。

3. 压迫

长期保持不良姿势、骨折或肿瘤等可能压迫神经，造成神经功能障碍。

4. 代谢障碍

如糖尿病等代谢性疾病可能导致神经病变，影响神经功能。

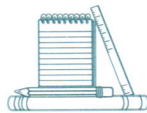

5. 中毒

某些化学物质或药物中毒可能损害神经组织，导致神经功能障碍。

（二）周围神经系统损伤的症状

1. 感觉功能障碍

（1）疼痛   在受累及的感觉神经分布区，患者可能会经历明显的疼痛，如三叉神经痛引起的面部剧烈疼痛。这种疼痛可能是持续性的，也可能是阵发性的，严重影响患者的生活质量。

（2）感觉减退或消失   由于神经受损，患者可能对触摸、温度或疼痛等刺激的反应减弱或完全丧失。这种感觉障碍可能局限于特定的身体部位，如手指、脚趾或整个肢体。

（3）感觉异常   部分患者可能会出现感觉异常，如麻木、刺痛、烧灼感或蚁走感等。这些异常感觉可能让患者感到不适或困扰。

2. 运动功能障碍

（1）肌肉无力   周围神经系统损伤后，患者可能会出现肌肉无力的症状。这种无力可能是局部性的，也可能是完全性的，影响患者的日常活动和自理能力。

（2）运动不灵活   受损神经支配的肌肉可能无法完成精细或复杂的运动动作，导致患者运动不灵活或笨拙。

（3）肌肉萎缩   周围神经损伤常导致显著的肌肉萎缩，进一步加重患者的运动功能障碍。

（4）瘫痪   在严重的情况下，周围神经系统损伤可能导致患者瘫痪，无法自主控制肢体的运动。

3. 自主神经功能障碍

（1）排汗异常   患者可能出现排汗过多或过少的情况，导致体温调节障碍和皮肤不适。

（2）血管舒缩功能障碍   自主神经还负责调节血管的舒缩功能。受损后，患者可能出现血压不稳定、面色潮红或苍白等血管舒缩功能障碍引起的症状。

4. 其他症状

（1）反射障碍   周围神经系统损伤还可能影响神经反射功能，导致反射减弱或消失。如膝反射、踝反射等深浅反射可能无法引出或反应迟钝。

（2）畸形   由于关节活动的肌力平衡失调，患者可以出现一些特殊的畸形。如桡神经肘上损伤引起的垂腕畸形、尺神经腕上损伤所致的爪形手等。

项目五   心理学基础

一、康复对象的心理问题

康复对象往往面临着身体功能受损带来的心理挑战。常见的心理问题包括焦虑和恐惧，患者担心康复效果不佳，对未来生活感到迷茫与不安。抑郁情绪也较为普遍，身体的不便可能导致患者自我价值感降低，对生活失去兴趣和动力。还有自卑心理，因与常人的差异，患者容易产生自我否定，害怕他人异样的眼光。此外，康复对象还可能出现急躁和愤怒，对康复进程的缓慢感到挫败，从而将不良情绪发泄出来。这些心理问题会影响康复效果和生活质量，需要及时关注和干预。

非健康人群生活在一定的群体之中，相关人员的态度对于其心理状态有着重要的影响，特别是家属、同事、病友等这样一些联系比较密切的人员，他们的态度对于患者心理状态的调节

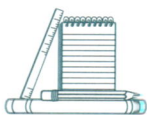

是十分重要的，因此，心理康复不仅要重视患者本身的心理及其变化，也要注意这些人员的心理辅导工作，让他们理解残疾造成的心理问题，并且要解除由于家庭与小团体中出现残疾患者而造成的心理压力，从而为非健康人群的心理康复创造一种良好的氛围。

（一）概述

康复心理学是一门研究康复领域中有关心理问题的学科。它是康复医学和心理学的交叉学科，把心理学的系统知识应用于康复医学的各个方面，主要研究伤、病、残者的心理现象，特别是心理因素对残疾的发生、发展和转归的作用等。康复心理学是康复医学的一个重要组成部分。

康复心理学不仅关注患者的心理问题，如焦虑、抑郁、自卑等，还致力于提升他们的心理韧性、自我效能感和社会适应能力，以实现身体和心理的全面康复，提高生活质量，使其更好地回归家庭和社会。它是一门跨学科的专业，融合了医学、心理学、社会学等多学科的知识和技术。

（二）康复患者的心理反应

由于疾病本身、求医行为、医疗措施等的影响，患者会出现与健康人不同的心理现象，称为患者的心理反应。以下为患者常见的心理表现。

1. 焦虑和恐惧

焦虑和恐惧是危重患者、手术患者及中老年患者心理反应的突出特点，是患者在心理应激及矛盾冲突中的心理反应。主要表现为过分紧张，过分担忧疾病的转归和预后，过多考虑疾病对家庭、社会和自己将来的影响而忧心忡忡，对一些能造成机体威胁性的特殊检查不合作。手术患者担心手术失败，术中、术后病痛，器官功能的丧失，表现为心神不定，入眠困难，注意力不集中等。

2. 抑郁

抑郁心理在病情加重、器官缺失及癌症患者中表现突出。特点是患者性格变得内向，易悲观失望，缺乏自信，自尊心低，绝望失助。

3. 孤独

孤独感是老年患者的典型心理反应。由于患病住院，远离亲人，加上周围环境陌生，病情不稳，患者常感到生活变味。主要表现为整夜难眠，烦躁不安，盼望亲人陪伴探视，病未愈就想出院等。

4. 依赖

患者常有不同程度的依赖心理状态，表现为事事依赖别人去做，行为变得被动、顺从，感情脆弱，意志不坚，犹豫不决，一向好胜的人变得畏缩不前。

5. 感知异常

个体患病后，注意力会更多地转向自身和疾病，感知觉的范围、指向性、选择性和理解性都会发生一定的变化，可能会产生以下几种异常。

（1）感受性增高　一方面，患者会对外界环境中原先属于正常强度的声音、光线、温度等刺激特别敏感，容易受其影响，甚至出现紧张、烦躁、愤怒的情绪反应；另一方面，患者也会过分关注自己的躯体，对躯体生理活动的变化过度敏感，尤其会关注到新出现的一些变化，患者也常常认为是自己疾病严重的表现。

（2）感受性降低　有的患者对某些感觉的感受性在患病后会降低，如味觉感受性降低，对饮食的香味感觉迟钝，食之无味；有的患者对外部世界丧失兴趣，自觉麻木感、无助感。

（3）时间空间知觉异常　有的患者出现对时间感觉异常，如分不清上午、下午和昼夜；有的患者感觉时间过得非常慢，常常觉得度日如年；有的患者空间感觉发生异常，如感觉房间变

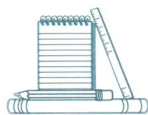

得异常狭小等。

（4）幻觉　有些患者甚至会产生幻觉，如患者在做了截肢手术后仍觉得截肢部位有一个虚幻的肢体，还会感到幻肢疼痛。

6. 记忆异常

记忆异常会给患者的心理带来诸多不利反应。一方面，记忆减退可能导致患者对过去的经历变得模糊，从而产生失落和沮丧感。他们可能难以回忆起重要的人物、事件或情感，感觉自己的人生出现了空缺，影响他们的自我认同感和归属感。另一方面，记忆障碍会影响患者学习和适应新环境的能力，使其在面对新事物时感到力不从心，从而产生挫败感和无助感。如记不住新的知识或技能，难以适应工作或生活中的变化。再者，记忆异常可能导致患者在社交中出现尴尬局面，比如忘记他人的名字、约定等，进而引发社交焦虑和自卑心理，害怕与人交往。此外，对于一些严重的记忆丧失情况，如阿尔茨海默病患者，可能会产生恐惧和不安，对未知的病情发展感到极度担忧。总之，记忆异常会对患者的心理造成较大冲击，影响其情绪状态和社会功能。

7. 思维异常

思维异常可能会对患者的心理产生多方面的显著影响。首先，思维异常可能导致认知混乱，使患者难以清晰地理解自身状况和周围环境，从而产生焦虑和恐惧。他们可能对未来感到迷茫，无法做出合理的判断和规划，进一步加重不安情绪。其次，思维异常可能引发自我怀疑和否定，患者可能认为自己无法正常思考和处理问题，从而降低自我价值感，产生自卑心理。再次，思维异常会影响患者与他人的沟通和交往，交流障碍可能导致患者感到孤独和被误解，引发社交退缩和抑郁情绪。最后，思维异常还可能使患者难以控制自身情绪和行为，出现易怒、冲动等表现，进而破坏人际关系，加重其心理压力。总之，思维异常会给患者的心理带来一系列负面反应，严重影响其心理健康和生活质量。

8. 情绪异常

康复患者在康复过程中可能会经历多种心理反应，常见的有以下几种。

（1）否认和逃避　不愿意接受患病和康复的现实，试图逃避康复治疗或忽视自身的问题。

（2）愤怒和怨恨　对疾病的发生感到愤怒，可能会怨恨命运的不公或对医护人员、家人产生不满。

（3）自卑和自尊心受挫　身体的残疾或功能障碍可能导致患者自我形象的改变，从而产生自卑心理，觉得自己不如他人。

（4）希望和乐观　部分患者能够积极面对，对康复充满希望，保持乐观的心态。

需要注意的是，不同患者的心理反应可能有所不同，且在康复的不同阶段也可能会发生变化。了解和关注康复患者的心理状态，对于促进其全面康复具有重要意义。

二、康复心理治疗在康复治疗中的作用

（一）康复心理学的地位

康复心理学与临床心理学、咨询心理学和社会心理学具有同等的地位。康复心理学采用心理和行为科学的临床、咨询、组织方法，它和临床、咨询、职业、工业和社会心理学有很多相同的地方。康复心理学是在一个业务机构里执行的，这种机构有明显的康复名称或标志，例如康复中心、康复医院、职业训练中心等。康复心理服务是一项专业性较强的工作，需要受过充分训练的心理学专业人员来承担。康复心理学专业人员的主要任务是提供伤、病、残者心理学

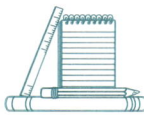

方面的服务，以改善患者适应工作、适应生活和适应社会的能力，从而最大限度地减轻其残疾程度。康复机构可单独成立康复心理科（室），聘用经过训练的心理学工作者。康复心理工作者应参加伤病残者的康复专业治疗组，参与综合功能评定、全面康复治疗计划的制订。康复医师和护士等其他康复专业人员也应懂得康复心理学的基本知识，以便密切配合治疗。

（二）康复心理治疗的作用

积极心理治疗是以积极心理学思想为理论指导的一种心理疗法，作为心理治疗中的一个新生事物，它以反传统医学式心理治疗的面貌出现，强调每个人天赋的潜能在解决心理问题中的重要性。积极心理治疗以故事作为治疗者与患者之间的媒介，充分发挥患者的直觉和想象，在与患者的观念不发生直接冲突的情况下提出改变他们观点的建议，这一较符合人性特点的心理疗法正越来越多地受到社会的关注。无数事实证明，人的生理状况，包括疾病与康复，都是受心理活动影响的。只有患者精神放松、心情平静时，才能正确看待自己的疾病，积极配合医生的治疗，从而顺利地恢复健康。

康复心理治疗在康复治疗中具有至关重要的作用，主要体现在以下几个方面。

1. 增强康复动机

帮助患者树立积极的心态，激发其内在的康复动力，使其更主动地参与康复训练，提高康复效果。

2. 改善情绪状态

患者在康复过程中可能会经历焦虑、抑郁、沮丧等不良情绪。康复心理治疗可以通过心理疏导、认知行为疗法等方式，帮助患者调整心态，缓解负面情绪，从而提高心理适应能力。

3. 提高应对能力

教患者应对康复过程中遇到困难和挫折的方法和技巧，增强其心理韧性和应对压力的能力。

4. 促进认知调整

协助患者改变对自身疾病和康复过程的不合理认知，形成更积极、客观的看法，从而增强康复信心。

5. 增强社会适应

帮助患者重新适应社会角色和生活环境，改善人际关系，提高社会支持度，促进全面康复。

6. 提升生活质量

关注患者的心理需求和生活满意度，通过心理干预提高其生活质量，使其在身体功能恢复的同时，也能拥有良好的心理状态和生活品质。

7. 促进身心统一

心理状态与身体状况相互影响，良好的心理治疗有助于生理机能的调节，促进身体的康复，最终实现身心的协同康复。

总之，康复心理治疗是康复治疗体系中不可或缺的组成部分，对患者的全面康复和回归社会具有重要意义。

三、常见的心理治疗技术

（一）心理咨询

心理咨询是指运用心理学的方法，对心理适应方面出现问题并企求解决问题的求询者提供心理援助的过程。心理咨询的主要目的在于帮助来访者。

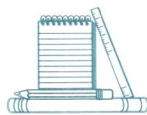

1. 解决心理困扰

心理咨询可以解决如焦虑、抑郁、恐惧、人际关系冲突等困扰。

2. 促进个人成长

心理咨询可以提升自我认知、增强情绪管理能力、改善沟通技巧等，从而实现个人的心理发展和成熟。

3. 应对生活变化

对于失业、离婚、亲人离世等重大生活事件带来的心理冲击，心理咨询可以帮助患者有效应对。

4. 改善决策能力

在面临重要抉择时，心理咨询可以提供更清晰的思路和更理性的判断。

心理咨询师通常会通过倾听、提问、解释、指导等方式，与来访者建立信任关系，共同探索问题的根源，并制订适合来访者的解决方案。

常见的心理咨询方法包括以下几种。

（1）认知行为疗法　通过改变不良的认知和行为模式来改善心理状态。

（2）精神分析疗法　探索潜意识中的冲突和情感。

（3）人本主义疗法　强调以人为本，关注个体的主观体验和自我实现。

需要注意的是，心理咨询是一个渐进的过程，来访者需要积极配合，才能取得良好的效果。同时，心理咨询师应遵循保密原则，保护来访者的隐私。

（二）心理治疗

心理治疗是一种专业的治疗方法，旨在帮助个体改变不健康的思维、情感和行为模式，以改善患者心理状态、减轻痛苦、解决心理问题，并促进其人格成长和发展。心理治疗由经过专业训练的心理治疗师进行，他们运用各种理论和技术，与来访者建立治疗关系，深入探索来访者的内心世界和问题根源。

1. 心理治疗的作用

（1）消除症状　缓解或消除如焦虑、抑郁、强迫等心理症状。

（2）改变认知　调整来访者不合理的思维方式和信念，使其能更客观、积极地看待事物。

（3）改善人际关系　帮助来访者学会有效的沟通和互动技巧，改善与他人的关系。

（4）增强心理调适能力　提升来访者应对生活中各种压力和挑战的能力。

（5）促进人格完善　协助来访者认识自己的性格特点和行为模式，促进人格的成熟和完善。

2. 常见的心理治疗方法

（1）支持性心理治疗　支持治疗是1950年由索恩（Thorne）创始的，它指医生用治疗性语言，如劝导、启发、鼓励、支持、解释、积极暗示、提供保证等方法，帮助患者表述自己的情感和认识问题，消除其疑虑，改善其心境，矫正其不良行为，增加其战胜疾病的信心，从而促进患者心身康复的过程。

支持性心理治疗在康复中的作用：①支持性心理治疗是建立和维持医生与康复对象心理治疗关系的基础。②支持性心理治疗的技术可以帮助患者更好地稳定情绪。③支持性心理治疗可以增强患者对康复治疗和残疾生活的信心。④支持性心理治疗可以提高对康复患者的服务质量。

（2）认知性心理治疗　认知性心理治疗是根据认知过程影响情感和行为的理论假设，通过认知行为技术来改变患者不良认知的一类心理治疗方法的总称。所谓认知，一般是指认识活动

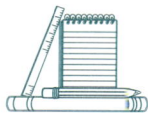

或认识过程等。认知治疗的基本观点：认知过程是行为和情感的中介，适应不良的行为和情感与适应不良的认知有关。

　　认知治疗方法在康复中的作用：①认知治疗的理论可以帮助康复工作者更好地了解和分析患者产生心理问题的原因。②帮助康复患者更合理地对待自己的疾病、残疾和康复。③帮助康复对象建立积极的认知模式，提高他们情绪和行为的调整能力。④在放松和催眠过程中可以运用积极的认识治疗理论，对康复患者进行暗示治疗。⑤认知治疗理论和方法可以帮助康复工作者更好地调整自己的心态。

　　（3）行为性心理治疗　行为治疗或条件反射治疗，是以行为学习理论为指导，按一定的治疗程序，来消除或纠正人们异常或不良行为的一种心理治疗方法。其原理为"学习理论"，认为任何行为均由学习而来，行为是可以操作、培养或被消除的。这种治疗方式对纠正脑卒中患者诸多脑卒中后的不适行为有不可替代的作用。脑卒中患者的行为改变将对患者的心理问题产生治疗效果。这种治疗方法建议从脑卒中患者入院就开始实施，有利于缓解患者的住院情绪障碍。

　　（4）人际性心理治疗　包括团体治疗、家庭治疗和婚姻治疗等。团体性心理治疗可以使脑卒中患者在患有相同疾病的群体中得到心理支持。家庭治疗可以帮助患者增加或完善家庭支持系统，从而减少患者因脑卒中后缺乏家庭的支持而出现继发心因性心理问题，影响脑卒中康复。婚姻治疗是在有婚姻问题且因婚姻问题对脑卒中患者康复有严重影响的情况下才选择的一种方法。

　　（5）放松训练法　放松训练是一种行为训练技术，通过自我调整训练，由身体放松进而整个身心放松，以对抗由于心理应激而引起交感神经兴奋的紧张反应，从而达到消除心理紧张和调节心理平衡的目的。

　　心理治疗的过程通常需要一定的时间和来访者的积极参与，其效果也会因个体差异、问题性质和治疗方法的不同而有所不同。

复习思考题

1. 简述残疾的三级预防。
2. 人体的运动平面和运动轴有哪些？
3. 什么是骨骼运动学？什么是关节运动学？二者有何关系？

扫一扫，查阅
复习思考题答案

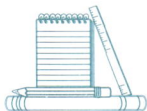

模块三　康复评定

> 【学习目标】
> 1. 掌握康复评定的相关概念和常用方法。
> 2. 熟悉康复评定的内容及应用。
> 3. 了解康复评定方法的选择标准及评定时间。

项目一　概述

一、基本概念

（一）康复评定的定义

康复评定（rehabilitation evaluation，RE）是对病、伤、残者的功能状况及其水平进行定性或定量分析，并对结果做出合理解释的过程。它是通过收集病、伤、残者的病史和相关信息，使用客观方法准确地评定功能障碍的种类、性质、部位、范围、严重程度及预后，从而制订康复计划和评定疗效的过程。

康复评定是康复医学的基石，是康复治疗人员的一项基本专业技能。只有通过全面、系统的康复评定，才有可能明确病、伤、残者的具体问题，制订相应的康复计划。评定不同于诊断，远比诊断更细致、更详尽。

康复评定分为临床评定和功能评定两部分。临床评定主要由康复医师完成，多集中于评定患者的整体健康状况、疾病的转归、临床的综合处理等。功能评定主要由不同专业的治疗师完成，评定患者的功能尤其是现实生活所需要的能力。临床评定是康复治疗的基础，也为康复治疗提供安全保障，功能评定是临床评定的延续和深入，是取得良好康复治疗效果的前提。

（二）康复评定与临床检查的区别

临床检查是康复评定的基础，没有详细、准确的临床检查就不可能有正确的康复评定，康复评定与临床检查的主要区别如下。

1. 对象不同

临床检查的对象是一切急性、慢性疾病及重症、危症患者，康复评定则针对有功能障碍的病、伤、残者。

2. 病情不同

临床检查的患者病情复杂、多变，康复评定的患者多数生命体征平稳，病情相对稳定、波动小。

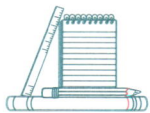

3. 目的不同

临床检查要寻找病因（定性、定位），了解病理过程（性质、部位、范围、程度），并治疗疾病本身；康复评定则主要了解患者有无功能障碍及其程度、残存功能状况，挖掘患者潜力，改善其功能，提高他们的生存能力，最终提高生存质量。

4. 检查手段不同

临床检查以实验室或仪器为主，局限在个体内，按照器官－组织－细胞－分子的顺序，花费较多；康复评定则以测量（如关节活动度）、询问（如日常生活活动）和实地测试（环境评定）为主，由个体外延，即按照个人－家庭－社会顺序，花费较少。

5. 处理原则不同

临床检查后的治疗主要是药物和手术，康复评定后的治疗主要为功能训练、代偿、环境改造或功能适应。

二、康复评定的对象及类型

（一）对象

康复评定的对象是所有需要康复治疗的有功能障碍的病、伤、残者。它不同于临床检查，临床检查的对象是一切急、慢性疾病患者，以及重症、危症患者。

根据 ICF 分类，功能障碍是复杂的和多维度的，是个体和环境交互的结果，包括身体结构与功能损伤、活动受限、社会参与限制三个层面，而且强调背景性因素（个人情况、自然环境、社会环境和态度环境等）的影响。康复评定的内容应涵盖上述三个功能障碍层面，并考虑个人和环境两大影响因素。康复治疗人员应从三个不同层面对功能障碍者进行全面的评定，从而全面考察功能障碍者作为一个完整的社会人的生存状况和质量。因而，康复评定是综合性的、跨学科的评定，不同专业负责相关的专科评定。

（二）类型

康复评定过程是对功能障碍情况做出判断的过程，根据评定是侧重障碍性质还是障碍程度的不同，可分为定性评定、半定量评定和定量评定。

1. 定性评定

定性评定从整体上分析并把握患者的本质特征，根据患者的共性特征将其与其他患者或健康人区别开来。定性评定主要解决患者"是不是""有没有"某种障碍的问题，侧重于把握本质规律而不是量的特征，并不对患者存在问题的严重程度做出判断。

定性分析有两种不同的层次：一种定性分析是反映事物"质"的规律性的描述性资料，主要适用于个案研究和比较研究中的差异描述。另一种是建立在严格定量分析基础上的定性分析，研究或分析一般是从研究事物质的差别开始的，然后再去研究其量的规律，在量的分析基础上，再做最后的定性分析，从而得出更加可靠的结论。

定性评定的描述性资料一般通过观察或调查访谈获得。评定者通过肉眼观察、填写康复评定学调查问卷等方式获得资料，进而整理、归类、分析，总结出本质特征，并通过与正常人群的表现特征对比，大致判断患者是否存在障碍和存在何种障碍，这常常为定量评定的前期工作。如进行步态分析时，通过目测法了解患者的行走特征，从而判断是否属于偏瘫步态，即为定性评定。

相对而言，定性评定无需昂贵、复杂的仪器设备，没有严格的场地要求，在较短时间内就可对患者情况做出初步判断。实际工作中，定性评定常用于患者的初查，从而为进一步的评定

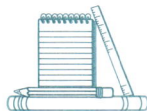

检查缩小范围，提高了评定的针对性。

但是纯粹的描述性评定易受评定者和患者主观因素的干扰，影响结果的客观性，为尽可能减少干扰因素的影响，评定者除熟练掌握评定技术外，还必须使评定条件尽量一致，最好由同一个评定者完成。

2. 半定量评定

半定量评定是将定性分析评定中所描述的内容分为等级，或将等级赋予分值，从而更准确地反映障碍性质、程度的方法。但是半定量评定分值并不能精确地反映实际情况。

临床常用标准化量表进行半定量评定，如偏瘫上 / 下肢 / 手的 Brunnstrom 六阶段评定法、Fugl-Meyer 总积分法、徒手肌力检查法、Barthel 指数、FIM 评定、视觉模拟尺评定等。

半定量评定不仅便于发现患者的功能障碍问题，而且根据评定标准可大致判断障碍的严重程度。其评定标准统一，操作简单，易于推广，是目前康复医疗中最常用的评定方法。

3. 定量评定

定量评定的对象是"量"的资料，这些资料通常以具体的测量方式获得，并以具体的数值说明其分析结果。定量评定是更精确的定性，通过定量评定能够更精确地反映障碍的严重程度，从而深入了解障碍本质，准确把握障碍的发展趋势，其评定质量取决于数据的准确性和完整性。

定量评定以准确的数值表示障碍程度，使用度量衡单位，如步态评定中用"厘米（cm）"表示步幅、步长、步宽等，以"米 / 秒（m/s）"表示步速；关节活动范围以"度（°）"表示；神经电生理检查中以"毫秒（ms）"表示神经兴奋的快慢，以"微伏（μV）""毫伏（mV）"表示神经兴奋的强度等。

定量评定的优势是将障碍程度绝对量化，得出的结论更客观，是监测和提高康复医疗质量、判断康复疗效最主要的科学手段。但是定量评定对设备有较强的依赖性，在一定程度上影响了临床的推广。

要对功能障碍做出科学判断，就必须将定性评定和定量评定有机结合，使其互为补充。定性评定是定量评定的前提，但是只有定性评定不足以说明障碍的严重程度，没有定性的定量也是盲目而无价值的，只有在定量评定基础上做出的定性评定才更科学、准确、深入。

三、康复评定流程

（一）康复评定实施办法

1. 常用康复评定方法

（1）观察法　是观察者凭借感觉器官或辅助工具对患者进行有目的、有计划地考察的方法。该法可在实际环境或人为情境中进行，观察过程一般不为患者知晓，具有观察对象的自然性、观察结果的客观性和直接性等特点。观察法属于定性分析法，为弥补肉眼观察之不足，可用摄像机记录观察内容，以便反复观察或进行再次评定时的比较。

观察时既要进行外部的观察（身体观察），还要进行内部的观察（包括精神、心理、情绪、性格、智能等）。外部观察包括局部观察、全身观察、静态观察、动态观察。内在观察主要通过言语和行动进行。

（2）调查法　是通过提出问题的形式收集被检查者有关资料的一种方法。根据回答问题的形式是否预先设计，可分为结构性调查和非结构性调查。调查的方式可分为问卷法和访谈法。

访谈法通过与患者及家属直接接触，可了解患者功能障碍发生的时间，持续时间，发展

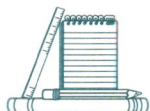

过程及对患者日常生活、工作、学习的影响，也可了解其他有关的信息，如患者通常交往的朋友和同事等。还可将治疗方案和注意事项告诉患者及家属，争取他们对治疗的积极支持和配合。

问卷法多以书面形式收集资料，亦可通过电话、电子邮件完成。康复评定中调查问卷的问题多采用闭合式问题。如患者不能回答，可由家属或陪护代为回答，但要在评定记录中注明。问卷调查主要用于功能性活动能力如躯体性或基本性日常生活活动、工具性日常生活活动、生活质量评定、情绪障碍诊断等。

调查法的优点是能够在较短时间内获取大量第一手资料，但易因被调查者的文饰而使调查结果失真。

（3）量表评定法　运用标准化量表对患者功能进行测定的方法称为量表评定法。康复评定中常用等级量表法和总结量表法。

1）等级量表法　等级量表是将功能按某种标准排成顺序，故又称顺序量表。常采用数字或字母将功能情况进行定性分级，如 Lovett 肌力检查法。等级量表法为半定量评定，主要缺点是无法将等级间隔均等划分，即等级之间没有相等单位。

2）总结量表法　总结性量表又称累加性量表，是由一系列技能或功能活动组成，根据被检查者的表现，对每一项技能或功能活动进行评分，并计算总分，如 Fugl–Meyer 肢体运动功能评分，Barthel 指数评分等。

常见量表有自评量表和他评量表。自评量表是由被调查者独立完成的，如症状自评量表（SCL–90）、自评抑郁量表（SDS）、生活满意度指数（LSI）等。他评量表一般由专业人员根据观察和测量结果完成，如关节活动度测量（ROM），徒手肌力检查（MMT），功能独立性测量（FIM）等。

量表内容可分为五类：①运动功能量表如 Fugl–Meyer 运动量表、Rivermead 运动指数等。②言语功能量表如 Boston 诊断性失语检查、Frenchay 构音障碍评定等。③心理精神量表如汉密尔顿抑郁评定量表（HAMD）、焦虑自评量表（SAS）等。④生活自理能力量表，如 Barthel 指数、FIM 等。⑤社会功能量表如家庭功能评定量表（FAD）、生活满意度评定量表（LSR）、总体幸福感量表（GWB）等。

（4）仪器测量法　仪器测量法是借助各种仪器设备直接测量受试者的某一生物或功能性变量（如关节活动范围、运动时最大耗氧量等），通过数据记录反映患者的功能状况。设备检测最突出的优点是可将功能状况精确地量化，获得客观数据，缺点是有些检测需要昂贵的仪器设备。

2. 评定方法的选择与评估

任何康复评定技术和设备必须具有临床实用性和科学性。临床实用性是指其具有临床价值，易为医患接受。科学性要求信度高、效度好、灵敏度高。

（1）信度　信度又称可靠性，是指测量工具或方法的稳定性、可重复性，为不同评定者使用同一评定量表的一致性水平，反映相同条件下重复测定结果的近似程度，包括组内信度和组间信度。

（2）效度　效度又称准确性，是指量表测试结果与测量对象真实结果的接近程度。效度越高，测量结果越能显示测量对象的真正特征。常用的效度检验方法有三种，即效标关联效度、内容效度和结构效度。

（3）灵敏度　灵敏度又称反应度，是指在内、外环境变化时，若受试对象也有所变化，则

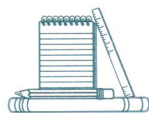

测量结果对此变化做出反应的灵敏程度。应用某种评定方法评定有某种功能障碍的人群时，可能出现真阳性（有功能障碍且评定结果亦证实）和假阴性（有功能障碍但评定结果未证实）两种情况。灵敏度是指功能障碍者真阳性数量占真阳性与假阴性之和的百分比，它也是检验效度的一种有效方法。

（4）特异性　应用某种评定方法评定无某种功能的障碍群体时，可能出现真阴性（无功能障碍且评定结果亦证实）和假阳性（无功能障碍但评定结果显示有）两种情况。特异性是指在无功能障碍人群中，评为真阴性者的数量占真阴性与假阳性之和的百分比，其也是检验效度的一种有效方法。

（5）统一性　为便于本单位或不同康复单位间比较，需要采用统一的评定量表。评定量表必须有明确的标准和术语，可操作性强。康复单位须对评定人员进行培训，统一标准和评定方法，以获得评定结果的一致性。

（二）流程

康复评定分为收集资料、分析资料、解释评价结果三个阶段。目前普遍采用 SOAP 法进行康复评定：①主观资料（S），需采集详细病史，包括患者主诉及其他临床症状。②客观资料（O），为体格检查发现的客观体征和功能表现。③功能评定（A），对上述资料的整理和分析。④制订康复计划（P），拟定处理计划，包括进一步检查、会诊、诊断、康复治疗和处理等。

1. 病史

一般通过与患者或照顾者面谈来获得病史。

（1）主诉　是患者通过语言表达的最主要问题，常是以症状为表现的损伤，也可能是残疾或残障的前期表现，预示某种或某一组疾病。

（2）现病史　为病史的主体部分，包括患者发病的全过程（发生、发展、演变和诊治），主要内容有起病情况和发病时间、主要症状的特点（部位、性质、持续时间、程度等）、病因和诱因、病情发展和演变、诊治经过，以及患者的一般情况（精神、体力、食欲、睡眠、二便等）。

（3）功能史　功能史是康复病史的核心，通过了解功能史，可区分疾病所导致功能障碍的状况和类型，并确定患者的残存能力。常常需要评定交流、进食、修饰、洗澡、如厕、穿衣、床上活动、转移和运动等能力。

（4）既往史　既往史记录患者过去的健康状况，包括疾病、外伤等。某些过去的疾病、外伤可能持续影响目前的功能状况，可借助其掌握发病前的基础功能水平。既往史的所有要素均应记录，尤其是神经系统疾病、心肺系统疾病、肌肉骨骼系统疾病、心理精神疾病的病史。记录一般是按时间顺序进行。

（5）系统回顾　对于现病史和既往史中可能未被识别的疾病，可通过全面、彻底地系统回顾来寻找线索。包括全身情况、头颈部、呼吸系统、心血管系统、消化系统、泌尿生殖系统、神经系统、肌肉骨骼系统。

（6）个人史　个人史包括患者的生活方式，如了解患者的休闲习惯，有利于制定患者重返社会的康复措施，也包括患者的饮食习惯，准备食物的能力、所食用的某些特殊食物。体重的变化不仅可反映患者的营养状况，也是某些疾病发生的高危因素。必须对药物、酒精、尼古丁的使用情况进行评定，因为这对康复治疗效果的影响很大。

（7）社会史　要了解患者婚姻状况和婚姻史，记录家中其他成员的姓名、年龄，以及每一成员的角色（如谁负责财务、谁清洁、谁煮饭、谁管教孩子等），记录该家庭是否存在其他方面的问题，如交往、健康或药物滥用等。了解是否有其他家庭成员住在附近，询问他们是否愿意

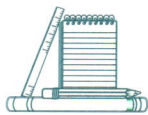

和有能力参与照顾患者，有关他们的工作或学习计划，以确定潜在的可获得性。

确定患者的家居是自有还是租住，考察其家居设计以了解环境障碍，包括所在地（城市、城郊或乡村），住宅与康复机构的距离，进家的阶梯数目，门前坡道情况，房间入口情况，可否进入厨房、浴室、客厅与卧室等。

（8）职业史　了解患者受教育的年龄、程度及学业情况，注意所获得的特殊技能证书和相关执照。这对康复工作者制订训练计划是很重要的参考信息，对患者将来的职业目标也很重要，尤其是青年患者。

详细了解患者的工作经历，记录工作时间、工作类型、工作变更原因，包括工作名称、工作职责及工作场所的建筑障碍，对在家工作的患者也要了解这些信息。了解患者有关准备食物、家居、购物、维修、清洁、洗衣、抚养孩子和训导等家政方面的期望及障碍。

应了解患者的经济收入、投资和保险资源、残疾等级及债务。清楚地掌握患者住院期间的偿付方式、医疗保险偿付比例、自费部分，并向患者及其家属交代将来康复治疗可能发生的费用。

（9）家族史　确定家族中的遗传性疾病，测定患者家庭支持系统人员的健康状况，这对制订出院后的进一步康复计划非常重要。

2. 体格检查

康复医疗体格检查的主要任务是通过详细的检查确定疾病引发的残疾和残障；确定残存的躯体、心理、智力、能力，以作为功能独立性重建的基础。严重运动、认知和交流障碍限制某些传统的体格检查项目，通常需要专业人员具备特殊的专业检查技巧，巧妙地完成这些检查。

（1）生命体征和一般情况　记录血压、脉搏、呼吸、体温和患者的一般健康状况，如患者有敌对情绪、紧张或焦虑，或不配合、行为不当或心不在焉，均应做记录。

（2）皮肤和淋巴　观察皮肤应在明亮光线下进行，一般无须体表完全暴露。注意骨突部位和假肢及与矫形器接触的皮肤，观察有无苔藓样变、水肿或损伤。伤部有无出血和溃疡，血管疾病患者下肢末端有无色素沉着、毛发脱失及损伤，痴呆患者手、足有无损伤。触摸所有淋巴结是否肿大、质地是否柔软，触压水肿区是否会凹陷。

（3）头和五官　观察头部是否有陈旧性损伤或新伤，轻触损伤或手术部位，观察分流泵和其他头面部异常情况。考虑有血管畸形时，应通过听诊确定有无杂音存在。

采用标准视力表测量患者的远、近视力，也可将患者视力与检查者视力比较，或阅读几种打印字体。进行屈光度和检眼镜检查以寻找有无眼球或结膜红斑和发炎征象。昏睡患者要观察是否有眼睑闭合不全，预防因润滑不足所致的角膜溃疡。

用"手表试验"测试患者听觉敏锐度，或对患者耳语来测试其是否有听力障碍。如为单侧听力缺陷，应进一步确定是神经性耳聋还是传导性耳聋。头部外伤者出现耳道溢液，应证实是否为脑脊液。

常规鼻部检查一般能满足临床需要。如头部外伤出现脓或血性鼻腔排液应明确是否为脑脊液。

观察口腔和咽部黏膜的卫生和感染情况、牙齿有无破损、牙龈有无炎症或肥大、义齿合适度和维护情况。对于关节炎患者，应观察并触诊颞下颌关节是否有弹响、柔软度如何、肿胀或活动受限情况。

（4）颈　对动脉粥样硬化和脑血管意外患者，注意听诊颈部血管杂音。对肌肉骨骼疾病患者，要测量其关节活动度，检查是否有压痛及放射痛。新近损伤患者需通过放射检查排除骨折或其他情况。

（5）胸部　视诊胸壁以记录心率，呼吸的频率、幅度和节奏，观察有无胸廓畸形、咳嗽、

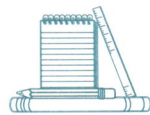

呃逆、呼吸困难及辅助肌活动情况。触诊胸壁柔软度、畸形和声音传导，注意有无肋骨骨折。叩诊确定膈肌水平和运动，听诊鉴别呼吸音、哮鸣音、摩擦音、干啰音和水泡音。嘱患者咳嗽，注意其咳嗽力量和效率，如咳嗽很弱，可将手放在患者腹部配合咳嗽发力以观察效果。对于气管切开者，应检查切口周围皮肤状况，记录套管类型。筛查男性和女性乳腺恶性肿瘤。检查患者是否有肺功能障碍以了解患者的运动耐力。

（6）心脏和周围血管系统 心血管功能障碍可严重影响运动耐力。周围循环功能检查通常在四肢详细检查时进行。打算配备支具时应检查是否有动脉闭塞疾病所致的苍白、冰冷、萎缩。深静脉血栓是长期制动患者的主要危险性并发症，如静脉淤血和回流不足时危险性更大，应检查是否有静脉曲张和回流不足，可用超声检查了解动、静脉情况。

（7）腹部 多发性硬化和脊髓疾病患者，在触诊和叩诊前应先进行视诊和听诊。某些因中枢神经系统疾病而出现肠蠕动障碍者，应在半卧位轻柔地检查，以免腹部触诊时因用力而引发胃内容物反流。

（8）泌尿生殖系统和直肠 了解是否有小便控制障碍、排尿障碍和性功能障碍。小便失禁者检查男性患者阴茎皮肤、女性患者尿道周围黏膜、会阴区是否擦烂，有无渗出和溃疡。带内置导尿管的男性患者触诊其阴囊内容物，排除睾丸炎和附睾炎。神经源性尿失禁在康复患者中较常见，但不应忽视膀胱膨出或其他可矫治原因所致的尿失禁。如怀疑有尿潴留，则应插管测量残余尿量。

直肠和肛门指检，肛门括约肌和会阴部的感觉检查是康复评定的重要内容，怀疑有中枢神经系统、自主神经或盆腔疾病患者，还应检查球海绵体反射。

（9）肌肉骨骼系统 ①视诊：通过视诊以鉴别局部异常，脊柱有无后凸、侧凸、前弯；有无关节畸形、截肢、躯体缺损、下肢长度不对称；有无软组织肿胀、肥大、瘢痕和缺损；有无肌肉颤动、萎缩、肥大、断裂。②触诊：通过触诊确定躯体结构性器官的质地和畸形。先确定是软组织还是骨骼，是否是异常解剖结构。如为软组织异常，要进一步鉴别是凹陷性还是非凹陷性水肿、滑膜炎或肿块。③关节活动度：正常人之间的关节活动度有相当大的差异，测量关节活动度时应注意确定轴心、移动臂和固定臂的摆放等因素。④关节稳定度：关节稳定度是关节的结构成分抵抗不适当外力作用的能力，由骨骼的一致性、软骨和关节的完整性、韧带和肌力、关节所需承受的力等因素决定。四肢关节和脊柱不稳定常见于外伤性和神经源性疾病。⑤肌力：肌力检查结果受年龄、性别、疼痛、疲劳、恐惧、协作程度等多因素的影响。下运动神经元疾病引起的运动丧失取决于病变部位，上运动神经元疾病常导致肌痉挛，使得徒手肌力检查较为困难。

（10）神经系统 除肌肉骨骼检查外，没有任何一项体检比神经学检查更为重要。神经学检查常包括言语与语言功能、精神状态、脑神经、反射、中枢性运动整合、感觉和知觉评定等。

3. 辅助检查

（1）实验诊断 包括临床生化学检查、临床血液学检查、临床免疫学检查、临床病原学检查、体液与排泄物检查等。

（2）心肺检查 心功能检查包括心电图、心脏超声、24小时动态心电图、心肌酶谱、心肌标志物检测等。肺功能检查包括通气功能检查、换气功能检查、血气分析、小气道功能检查。

（3）神经电生理学检查 包括肌电图、脑电图、脑磁图等，其中脑磁图对癫痫灶的定位误差小，灵敏度高。

（4）影像学评定 包括 X 线成像、超声成像（US）、X 线计算机体层成像（CT）、磁共振成

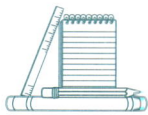

像（MRI）和正电子发射计算机断层扫描（PET）。要根据检查的部位和患者的病情来确定检查方式，应用检查结果来指导临床治疗和康复方案的制订。

（5）其他临床方法评定　①尿流动力学检查可客观反映膀胱、尿道及其括约肌的异常生理活动，为神经源性膀胱的临床诊断、分类和治疗提供依据，并能反映下尿路状况对上尿路功能变化的潜在影响。常规尿流动力学检查包括尿流率、储尿期膀胱和尿道的功能检查、排尿期膀胱尿道功能检查。②脑脊液检查。脑肿瘤术后患者无明显诱因发热，考虑中枢神经系统感染，需进行腰椎穿刺和脑脊液检查，必要时进行脑脊液持续引流，以明确诊断和辅助治疗。③骨髓穿刺是采集骨髓的一种常用的诊断技术，用于血细胞形态学检查，造血干细胞培养、细胞遗传学分析等，以协助临床诊断和治疗策略的制订。④病理检查是检查人体器官、组织或细胞中的病理改变的病理形态学方法，是诊断肿瘤的金标准。

4. 功能评定

（1）功能评定的八个方面　①认知功能评定。认知功能是一切功能的基础，包括感觉评定、知觉评定、注意力评定、记忆力评定、执行力评定、情绪评定、残疾后心理状态评定、痴呆评定、非痴呆性认知障碍（注意力、记忆、思维）评定、智力测定、性格评定等。②吞咽功能评定。吞咽功能的完善不仅关系患者的营养状况，也关系并发症的发生。80 岁以上的高龄患者，吞咽功能评定应作为康复医学科的常规检查。③感觉功能评定。包括一般感觉功能和特殊感觉功能。对温度觉的了解可以判断患者对高温危险的识别能力，评定本体感觉可判断患者跌倒的风险，特殊感觉功能如视觉、听觉、味觉、嗅觉等的评定对了解患者功能障碍状况和选择康复治疗手段十分重要。④言语功能评定。包括失语症评定、构音障碍评定、言语失用评定、言语错乱评定、痴呆性言语评定、语言发育迟缓评定、发音功能的仪器评定、听力测定等。需要评定患者是否有言语或语言障碍、障碍类型和程度，帮助选择适宜的康复治疗手段，并评定康复治疗效果。⑤运动功能评定。包括姿势反射与原始反射的评定、感觉与知觉评定、关节功能评定、肌力与肌张力评定、上肢功能评定、下肢功能评定、脊柱功能评定、协调与平衡评定、步态分析、神经电生理评定、脊柱矫形器评定、上 / 下肢穿戴假肢或矫形器后的功能评定等。⑥日常生活活动能力评定。包括起床、穿衣、刷牙、如厕、行走、驾驶、使用手机和电脑等的评定。⑦职业能力评定。就业年龄阶段的患者需要进行职业能力评定，包括职业动作分析、就业前职业培训、就业后岗位跟踪等。就读年龄段的患者常以是否可以跟班就读替代职业能力评定。⑧环境无障碍评定。环境包括物质环境、社会环境和态度环境，物质环境又包括自然环境和人造环境两类。环境无障碍评定指的是人造环境因素对残疾人活动和参与的影响，而不评定对身体功能和结构的影响。

（2）障碍的三个层次评定　对损伤、活动受限、参与限制三个层次进行全面的评定，制订出个性化、整体性的康复计划。①损伤的评定。包括人体形态、关节功能（活动度、灵活性和稳定性）、肌肉功能（肌力和肌耐力）、运动功能发育、运动控制（肌张力、反射、姿势、平衡与协调、运动模式和步态）、感觉、循环和呼吸功能、认知、语言、情绪、行为等。②活动受限的评定。包括评定日常生活活动等自理能力、生产性活动（工作、家务管理、学习、发育期婴幼儿玩耍）、休闲活动等。③参与限制评定。评定居住环境、社区环境、社会人文环境、生活质量等。

5. 制订康复计划

拟订完善、详细、准确的康复计划对于有效地康复治疗是十分重要的。

（1）康复计划及其内容　康复计划是康复医师明确向治疗师提出的康复治疗目标和具体康

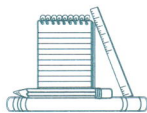

复方案。具体康复方案可由康复医师或治疗师主持，康复协作组交流后共同制订。

完整的康复计划应包括患者的一般信息、诊断、主要功能障碍、康复目标、康复方案（治疗部位、方法、时间、频度）和治疗注意事项六个部分。制订好的康复计划单须在实施前得到康复治疗师、患者或其家属、委托人签字确认。

康复计划中的治疗方法相当于原则，治疗师可充分发挥自己的专业技能，与康复医师和患者合作，运用恰当的康复手段和治疗方法，以取得良好的康复效果。

康复计划是检验预后和预期结果的工具，不是一成不变的，应根据康复目标的完成情况进行动态变化。

制订康复计划的人员须具备合格的证书，只有康复医师和受过康复医学规范化训练的医师才有权制订康复计划。不具备此条件者需进行康复治疗时，可书写康复转介单，送康复医学科由康复医师接诊、制订康复计划。

（2）康复计划的制订方法

1）设定康复目标

适宜的康复目标建立在全面准确的评定基础上，包括：①评定中发现的问题。②患者的心理状况。③社会经济、文化背景和个人希望。④家庭护理、身体和情绪环境、家庭反应。⑤患者的职业规划和目标。

康复目标包括长期目标和短期目标。长期目标是在康复治疗结束或出院时所期望达到的功能活动水平。短期目标是实现长期目标的具体步骤，是一个又一个的阶段性目标。短期目标常常是在康复治疗 1～2 周可解决的问题。随着康复治疗的进展，不断实现新的短期目标，逐步接近并最终实现长期目标。

模糊和不准确的康复目标会使康复治疗迷失方向，甚至发生根本性的错误，因此一个将要实施的康复目标应包括：①可测量的结果。②具体的检查方法。③希望实现目标的时间。

2）康复目标的描述

①下肢功能   下肢功能主要是支撑体重和步行，根据是否使用假肢和支具及使用种类设定不同的目标。

A. 不能步行   分为卧床不起、靠物坐位和独立坐位。

B. 乘坐轮椅   分为自己驱动和外力驱动。

C. 平行杠内活动   分为起立、平衡和步行。

D. 用拐杖步行   根据能否独立起立可区别有无实用意义。

E. 用手杖步行   分为辅助和完全独立。

F. 无手杖步行   分为辅助和完全独立。

②上肢功能   主要是手功能，要左右分别制定目标。脑卒中患者的手可分为实用手、辅助手、候补辅助手和完全失用手。

A. 实用手   非利手吃饭时不集中注意力也能端饭碗，利手吃饭时，匙、叉、筷可较正常地使用，可写出能读的字。

B. 辅助手   不是实用手，但靠自己的力量能够抓东西、固定、放开。

C. 候补辅助手   呈握拳状态的手指可被动张开且能握物，依靠自己的力量或用健侧手可将放在桌上的手下压。

D. 完全失用手   不能主动或被动用手指固定物品，放在桌上的手不能向下推。

③整体功能   慢性类风湿关节炎、偏瘫和脊髓损伤患者常两侧上下肢同时出现功能障碍，

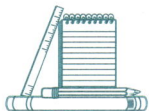

应根据日常生活活动能力分阶段制订康复目标。

A. 全面辅助。

B. 部分辅助。

C. 完全独立完成。

④劳动能力 除日常生活活动外，还应预测劳动能力。

A. 恢复原职。

B. 恢复工作，改变原职。

C. 改变职业，可劳动。

D. 帮助做家务。

3）制订康复治疗和训练方案

选择为达到康复目标所需的治疗手段，安排适当的治疗量，并提出注意事项。

治疗安排和医嘱的书写：根据初次评定的结果完成，先列出患者主要存在的医疗问题，再列出功能障碍和康复问题，然后是环境和社会问题。可以通过处方或表格的形式表达。主要内容如下。

A. 一般情况，如姓名、性别、年龄、住院号、病区、病室、床号等。

B. 疾病诊断和残疾状态。

C. 病历和康复评定摘要（含体检和目前主要存在的问题）。

D. 预期康复目标。

E. 治疗安排：治疗种类、治疗部位、治疗方法、所用设备或用品用具（运动疗法、作业疗法、言语疗法、器械等）、治疗剂量和参数、治疗持续时间、频度（次/天或次/周）、治疗总次数。

F. 注意事项：妨碍治疗或治疗禁忌的其他疾病或问题、治疗中的安全监测等。

G. 医师和治疗师签名和日期。

（3）质量控制 建立在康复治疗过程中的信息反馈机制是质量控制的一个不可或缺的环节。通过再评定和对患者的随访，可了解康复治疗效果，通过对疗效的评定和证实，可制订更加适宜的康复计划。医疗模式下，主管医师单独负责信息反馈、相应随访及与其他医务人员的接触；多学科小组模式下，小组各成员对是否完成目标提出意见，得到共同认同的解决方案。

四、康复评定的意义和作用

（一）意义

1. 患者角度

康复评定可以帮助患者深层次了解自身疾病和活动能力，增强其信心，提高患者对康复治疗的积极性；还可以使部分慢性病患者能够尽早向康复医生反映有关情况，预防病情恶化和延缓功能减退。

2. 康复医师和治疗师角度

全面、系统、准确地评定可弥补病史和一般临床检查之不足，早期发现问题，具体了解患者在哪些方面需要帮助，以及如何才能提供帮助，从而制订更合适的康复计划。康复评定还有助于医师和治疗师随时掌握病情和功能变化，指导康复医疗。最终通过康复评定结果，确定康复后果，从而控制康复治疗质量。

3. 社会角度

通过评定可以发现社会康复方面存在的问题，如在社会提供资助、改进服务质量、环境状

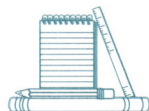

况、政策法规等方面的缺陷，为社会对残疾人提供帮助提供依据，还可以就残障为政府相关部门提供新的发病资料。

（二）作用

1. 掌握功能障碍的情况

（1）了解功能障碍性质　寻找引起功能障碍的器官组织缺陷。①先天性：如先天性脊髓膜膨出、先天性心脏病等。②后天性：如小儿脑瘫、小儿麻痹后遗症、脑卒中等。③继发性：如骨折后长期卧床引起的关节挛缩等。

（2）了解功能障碍范围　明确功能障碍是哪一个或哪几个方面受限。

（3）了解功能障碍程度　按照 ICF 标准，区分障碍的三个层次，分清功能障碍是组织器官水平、个体自身活动能力受限，还是个体与外界交往、发挥社会作用受限。

2. 制订康复计划

不同性质的功能障碍需要采用不同的康复治疗措施，为此需要寻找导致功能障碍的原因，分析阻碍患者重返家庭和社会的具体因素。

3. 评价治疗效果

（1）评定治疗效果　康复始于评定，止于评定。在康复计划实施过程中，应根据治疗和训练进展情况，定期进行再评定（即中期评定），检查康复计划执行情况和康复治疗效果，对康复计划做必要修订和补充。治疗结束时，还要进行总结性评定（即末期评定），与初期评定对比以判定治疗效果，提出出院总结，作为随后家庭和社会随访计划的依据。

（2）寻找更有效的治疗方法　患者的情况千差万别，需要治疗师不断探索新的、更有效的康复治疗方法，为比较治疗方法的差别，必须要用客观、统一的评定标准去衡量。

4. 帮助判断预后

评定可以动态观察残疾进程，对其结局有一定预见性，从而给患者及其家属心理准备，使治疗计划更加合理。

5. 分析卫生资源的使用效率

寻找利用最短的时间、消耗最低的费用来获得最好的康复效果的办法。目前，许多医疗机构和相关部门通过使用功能独立性测量（FIM）量表评定，为患者确定住院时间，选择有针对性的康复方案，节约康复费用。

项目二　常用的康复评定方法

一、运动功能评定

（一）肌力评定

肌力评定是指徒手或应用器械评定患者肌肉或者肌群主动收缩时的力量，目的是判断肌力的大小、肌力减弱的部位和程度。

1. 方法

（1）徒手肌力检查（manual muscle testing，MMT）　受试者在特定的体位下，分别在减重力、抗重力和抗阻力的条件下完成标准动作。测试者同时通过触摸肌腹、观察肌肉的运动情况和关节的活动范围，肌肉克服阻力的能力来确定肌力的大小。目前，徒手肌力检查的分级标准通常采用 Lovett 分级法（表 3–1）。

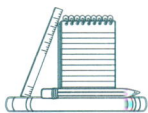

表 3-1 Lovett 分级法评定标准

级别	名称	标准
0	零（zero，Z）	无肌肉收缩
1	微弱（trace，T）	有轻微收缩，但不能引起关节活动
2	差（poor，P）	在减重状态下能做关节全范围活动
3	尚可（fair，F）	能抗重力做关节全范围活动，但不能抗阻力
4	良好（good，G）	能抗重力和一定阻力做关节全范围活动
5	正常（normal，N）	能抗重力和充分阻力做关节全范围活动

（2）器械肌力测试　肌力超过 3 级时，可以借助专门的器械进行肌力测试，从而获得明确的定量指标。根据肌肉不同的收缩方式有不同的测试方式，包括等长肌力检查、等张肌力检查及等速肌力检查。

2. 注意事项

（1）选择适合的测试时间。

（2）运动后、疲劳或饱餐后不宜进行 MMT 检查。

（3）测试前与患者做好沟通说明，使患者充分理解并积极合作，可做简单的预试动作。

（4）采取正确的测试姿势，测试动作应标准，肢体运动时被检查的肌肉附着点近端应固定，以防止某些肌肉对受试肌肉的替代动作。

（5）3 级以下不能抗重力者，测试时应将被测肢体置于去除重力体位。测试时注意左右侧对比、健侧患侧对比，应先测试健侧以确定施加阻力的大小。

（6）等长肌力检查应规定肢体的标准姿势，使关节处于正确的角度，以提高测试结果的可重复性和可比性。高血压和心脏病患者忌用等长肌力检查。

（7）严重疼痛、关节活动受限、关节积液或滑膜炎、关节急性扭伤或拉伤等禁用肌力评定。

（二）肌张力评定

肌张力是指肌肉在静息状态下的紧张度和肌肉被动活动或按压肌肉时所感到的阻力。

1. 肌张力的分类

（1）静止性肌张力　是肢体静息状态下，身体各部分肌肉所具有的张力。检查者可以通过观察肌肉外观、触摸肌肉硬度、被动运动时肢体活动受限的程度及感受到阻力的大小进行判断。

（2）姿势性肌张力　指人体变换身体姿势的过程中所表现出的肌张力特征。检查者可通过观察各部位肌群的调整状态和肢体动作的协调性来判断。

（3）运动性肌张力　指人体在完成某一动作的过程中所展现出的肌肉弹性和轻度抵抗感等肌张力特征，它是保证肌肉运动连续、平滑的重要因素。检查者可通过评估相应关节的被动运动阻力进行判断。

2. 异常肌张力

（1）肌张力增高　指肌张力高于正常静息水平，主要有痉挛和强直。痉挛性肌张力增高见于锥体束病变。强直多由锥体外系的损害所致，因主动肌和拮抗肌张力同时增加，使得身体相应部位活动不便及固定不动，表现为齿轮样僵硬或铅管样僵硬。

（2）肌张力低下　指肌张力低于正常静息水平，关节被动活动时感觉阻力消失的状态，常见于脑卒中软瘫期、脊髓损伤休克期、小脑病变等。

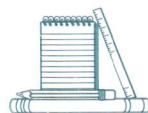

（3）肌张力障碍　是一种以肌张力损害、持续和扭曲的不自主运动为特征的运动功能亢进性障碍，多见于中枢神经系统缺陷、遗传因素、神经退行性疾患等。

在肌张力异常中，痉挛是最常见和重要的损害之一，目前痉挛的评定方法归纳起来有主观的评定方法和客观的评定方法两大类。其中主观的评定方法简便易行，临床较为常用。现在大多采用改良的 Ashworth 痉挛评定量表（表3-2）。

表3-2　改良的 Ashworth 痉挛评定量表

等级	标准
0级	无肌张力的增加，被动活动患者肢体在整个范围内均无阻力
Ⅰ级	肌张力稍增加，被动活动患者肢体 ROM 终末时呈现轻微阻力
Ⅰ⁺级	肌张力轻度增加，被动活动时，前 ½ROM 内有轻微"卡住"感觉，后 ½ROM 内有轻微阻力
Ⅱ级	肌张力增加较明显，被动活动大部分 ROM 都有阻力，但仍能被动活动
Ⅲ级	肌张力显著增加，被动活动整个 ROM 都有阻力，活动比较困难
Ⅳ级	僵直，不能进行被动活动

3. 肌张力评定的方法及临床分级

（1）方法　①病史采集：如痉挛受累的部位、痉挛的原因、痉挛的严重程度等。②视诊检查：观察患者肢体或躯体异常的状态，有无刻板样运动模式。③触诊检查：通过触摸肌肉的硬度来判断肌张力状态。④反射检查：检查是否存在腱反射亢进或消失等现象。⑤被动运动检查：依靠检查者徒手操作来感觉肌肉的抵抗是最常用的检查方法，可发现是否存在肌张力异常，进行痉挛与强直的比较鉴别。

（2）临床分级　肌张力临床分级是一种定量评定方法，检查者根据被动活动肢体时所感觉到的肢体反应或阻力将肌张力分为 0～4 级（表3-3）。

表3-3　肌张力临床分级

等级	肌张力	标准
0	软瘫	被动活动肢体无反应
1	低张力	被动活动肢体反应减弱
2	正常	被动活动肢体反应正常
3	轻、中度增高	被动活动肢体有阻力反应
4	重度增高	被动活动肢体有持续性阻力反应

4. 肌张力评定的注意事项

（1）检查患者肌张力前应全面了解病情，将患侧和健侧进行比较，以便做出正确的判断。

（2）肌张力的检查应选择温暖、舒适的环境，禁止在运动后、疲劳、情绪激动时进行评定。评定前需与患者沟通说明，让患者充分暴露评定部位。

（3）检查者施加阻力的方向要尽量与肌肉牵拉的方向相反，在肌肉附着处的远端部位施力，先评健侧同名肌、再评患侧肌肉，尽量在同一体位完成所有评定项目，并准确记录疼痛、挛缩、肿胀等情况。

（三）关节活动度评定

关节活动度是衡量关节运动量的尺度，通过测定关节活动范围可发现关节活动有无障碍及

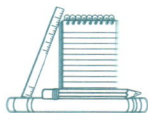

障碍程度。

1. 关节活动度异常的原因

（1）关节本身病变　关节腔积液或积血、关节退行性病变、关节损伤、肿瘤、骨折及骨骼病损所致的疼痛等。

（2）关节外病变　关节周围软组织损伤、粘连、挛缩和肌肉痉挛等。

2. 关节活动度评定的方法

（1）测量工具　①通用量角器：主要用来测量四肢各大关节的活动度，手指、足趾的活动度可以用小型半圆量角器、直尺或两脚分规测量。②方盘量角器：与通用量角器相比，方盘量角器操作方便、快捷、精度高，测量结果较准确。③电子仪器：它的固定臂和移动臂是两个电子压力传感器，能够较准确地测定关节活动范围，多用于测量单关节运动及复合关节运动。

（2）测量方法　测量时将量角器的中心点对准待测关节的活动轴中心，固定臂与构成关节近端骨的长轴平行，移动臂与构成关节远端骨的长轴平行。以解剖学中立位定为肢体"0"起点，测量旋转度时以正常旋转范围的中点作为"0"起点。随着关节远端肢体的移动，在量角器刻度盘上读出关节活动度。

（3）测量记录　记录的内容主要有关节名称、主动关节活动度、被动关节活动度、关节强直、挛缩、痉挛等。确定关节活动的起点，解剖位就是开始位，所有关节运动均从0°开始向180°方向活动。

3. 关节活动度评定的注意事项

（1）检查者必须熟悉关节的解剖位、中立位和关节的运动方向，并取得患者的配合。

（2）采取正确的测试体位和检测姿势，防止邻近关节替代动作，测量时固定好量角器，轴心对准关节中心或骨性标志点，关节活动时要防止固定臂移动。

（3）每次测量应取相同位置，通常应先测量关节的主动活动范围，然后测量被动活动范围，并进行健侧和患侧的比较。

（4）避免在按摩、运动及其他康复治疗后立即进行检查，关节脱位或关节损伤未愈、关节临近骨骼损伤处、关节周围软组织术后早期等情况应禁止或谨慎测量。

（5）在测定过程中如发现患者的关节有变形、肿胀、疼痛、痉挛、挛缩等情况，应予记录。

（四）平衡功能评定

平衡是指人体在不同环境和情况下维持身体稳定的能力。

1. 平衡的分类

（1）静态平衡　又称Ⅰ级平衡，指人体维持身体处于某种姿势的能力。如坐、站、单腿站立等。

（2）动态平衡　指运动过程中调整和控制身体姿势稳定性的能力，反映了人体随意运动控制的水平，可分自动态平衡和他动态平衡。①自动态平衡：又称Ⅱ级平衡，指人体在进行各种自主运动时能重新获得稳定状态的能力，如由坐到站的姿势转换过程的平衡。②他动态平衡：又称Ⅲ级平衡，指人体在外力的作用下身体重心发生改变时，迅速调整重心和姿势保持身体平衡的过程，如推、拉等产生反应而恢复稳定状态的能力。

（3）反应性平衡　当身体受到外力干扰而失去平衡时，躯体做出保护性调整反应以维持或建立新的平衡的能力，如保护性伸展反应、跨步反应等。

2. 平衡功能的评定方法

平衡功能包括主观评定和客观评定两个方面，主观评定以临床观察和量表评定为主，客观

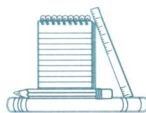

评定需借助平衡测试仪等设备。

（1）临床观察　属于主观评定，观察被评定对象在静止状态和运动状态下能否保持平衡，可对具有平衡功能障碍的患者进行粗略筛选。

（2）量表评定法　利用量表评定受检者的静态和动态平衡。信度和效度较好的量表有 Fugl-Meyer 平衡反应测试、Lindmark 平衡反应测试、Berg 平衡量表测试、MAS 平衡测试和 Semans 平衡障碍分级等。

（3）平衡测试仪评定法　采用高精度的压力传感器和电子计算机技术评定躯体感觉、视觉、前庭系统对于平衡及姿势控制的作用与影响，可以定量、客观地反映平衡功能，明确平衡功能损害的程度和类型。

二、感觉功能评定

（一）基本概念

感觉是指人脑对直接作用于感受器官的刺激产生的反应，其个别属性有大小、形状、颜色、坚实度、湿度、气味、声音等。感觉分为躯体感觉和内脏感觉 2 大类，其中躯体感觉的评定是康复评定中最重要的部分。躯体感觉由脊髓神经及部分颅神经的皮肤、肌肉分支等所传导的浅层感觉与深部感觉组成，根据感受器对刺激的反应或感受器所在部位的不同，躯体感觉又分为浅感觉、深感觉和复合感觉。

（二）感觉分类

1. 浅感觉

浅感觉包括皮肤及黏膜的触觉、痛觉、温度觉和压觉。这类感觉受外界环境的理化刺激而产生。其感受器位于皮肤内，大多表浅，且感受器种类较多，其中最大的是帕氏小体，最小的是游离神经末梢，分别对压触、振动、温度和有害刺激发生反应。

2. 深感觉

深感觉是深部组织的感觉，包括震动觉、运动觉、位置觉，又称本体感觉。这类感觉是由于体内肌肉收缩，刺激了肌、腱、关节和骨膜等处的神经末梢（肌梭、腱梭等本体感受器）而产生。

3. 复合感觉

复合感觉包括皮肤定位感觉、两点辨识感觉、体表图形感觉、实体辨识觉，这些感觉是大脑综合分析、判断的结果，也称皮质感觉。

（三）感觉障碍分类

感觉障碍根据其病变性质可分为刺激性症状和抑制性症状两类。

1. 刺激性症状

感觉通路刺激性病变可引起感觉过敏，也可引起感觉障碍，如感觉过敏、感觉倒错、感觉过度、感觉异常、感觉错位及疼痛等。

（1）感觉过敏　指感觉敏感度增高、神经兴奋的阈值下降、对轻微刺激的反应强烈，大多由于外界的刺激和病理过程的刺激相加所导致。如痛觉过敏时，一个轻微的痛刺激便可引起较强的疼痛感。

（2）感觉倒错　指对刺激的认识完全倒错，如触觉刺激（非疼痛感刺激）却诱发疼痛感，将冷觉刺激误为热觉刺激等。

（3）感觉过度　通常发生在感觉障碍的基础上，表现为感觉刺激阈升高，不立即产生疼

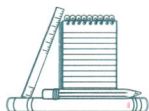

痛（潜伏期可长达 30 秒），达到阈值时可产生一种定位不明确的强烈不适感，持续一段时间才消失，单点刺激往往感受为多点刺激。感觉过度多见于丘脑和周围神经损害。

（4）感觉异常 指在没有外界刺激的情况下出现异常的自发性感觉，通常与神经分布的方向有关，具有定位价值，其表现为麻木感、肿胀感、沉重感、痒感、蚁行感、针刺感、电击感、束带感和冷热感等。

（5）感觉错位 指刺激一侧肢体时，对侧肢体相应部位产生刺激感受，而本侧肢体刺激部位无感觉，常见于右侧壳核及颈髓前外侧索损害，因该侧脊髓丘脑束未交叉到对侧所致。

（6）疼痛 是一种与组织损伤或潜在组织损伤相关的情绪反应。从感受器到中枢整个感觉传导通路的任何病灶刺激都可引发疼痛。没有外界刺激而感觉到疼痛者，称为自发性疼痛。

2. 抑制性症状

抑制性症状指感觉通路受破坏时出现的缺失或感觉减退。

（1）感觉缺失 指在意识清楚的情况下对刺激不能感知。根据感受器种类的不同又分为痛觉丧失、触觉丧失、温度觉丧失和深感觉丧失等。

（2）感觉减退 指对往外界刺激的感受性降低，如强烈的疼痛刺激只能引起轻微的感觉。

（四）感觉障碍分型及特点

根据病变部位不同，感觉障碍可分为周围神经型感觉障碍、脊髓型感觉障碍、脑干型感觉障碍、丘脑型感觉障碍、内囊型感觉障碍和皮质型感觉障碍。

1. 周围神经型感觉障碍

周围神经型感觉障碍可表现为某一周围神经支配区感觉障碍，分为末梢型、神经干型、后根型。

（1）末梢型 出现对称性四肢远端的感觉障碍，越向远端越重，呈手套、袜筒型，并伴相应区运动及自主神经功能障碍，见于多发性神经病。

（2）神经干型 周围神经某一神经干受损害时，其支配区域的感觉呈条、块状障碍，常见的有臀上皮神经炎、股外侧皮神经炎、腓骨颈骨折引起的腓总神经损害、肱骨中段骨折引起的桡神经损害。

（3）后根型 某一脊神经后根或后根神经节受害时，在其支配的节段范围皮肤出现带状分布的感觉减退或消失，常伴有放射性疼痛，如颈椎间盘突出或腰椎间盘突出所致的神经根受压。

2. 脊髓型感觉障碍

脊髓型感觉障碍是指脊髓不同部位及不同程度的损害产生的感觉障碍。

（1）脊髓横贯性损害 指上行的脊髓丘脑束和后索传导束损害后，产生受损节段平面以下的感觉缺失或减退，如横贯性脊髓外伤、急性脊髓炎、脊髓压迫症后期。

（2）脊髓半切综合征 指脊髓半侧损害时，受损平面以下同侧深感觉障碍，对侧痛、温度觉障碍，如脊髓外伤、髓外肿瘤早期。

（3）后角型 出现分离性感觉障碍，即节段性分布的痛觉、温度觉障碍，深感觉和触觉存在。

3. 脑干型感觉障碍

脑干型感觉障碍属传导束型感觉障碍，表现的症状根据受损部位不同而有所差异。

（1）分离性感觉障碍 脊髓丘脑束在延髓内位于接近边缘的外侧部，内侧丘系则近中线。因此延髓旁正中部病变损伤内侧丘系，则发生对侧肢体的深感觉障碍和感觉性共济失调，但无

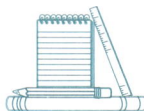

痛觉、温度觉障碍。

（2）**交叉性感觉障碍**　延髓外侧部病变损害脊髓丘脑束及三叉神经脊束核，发生病变对侧肢体的痛觉、温度觉障碍和病灶同侧的面部感觉障碍。

（3）**偏身感觉障碍**　脑桥和中脑的内侧丘系、脊髓丘脑束和颅神经的感觉纤维已合并在一起，故损害时产生对侧偏身和面部的感觉缺失。但一般都有病变同侧颅神经运动障碍，应与其他部位病变导致的偏身感觉缺失相鉴别。

4. 丘脑型感觉障碍

丘脑损害可导致对侧偏身（包括面部）完全性感觉缺失或减退。其特点是深感觉和触觉障碍重于温痛觉，远端重于近端，并常伴有患侧肢体的自发性疼痛，即"丘脑痛"，多见于脑血管病。

5. 内囊型感觉障碍

丘脑皮质束通过内囊后肢后 1/3，损伤时出现对侧偏身感觉障碍，特点为肢体重于躯干、肢体远端重于近端、深感觉受累重于温痛觉。另外，常合并运动、视纤维的受累，表现为"三偏"，即偏瘫、偏身感觉障碍和偏盲。

6. 皮质型感觉障碍

皮质型感觉障碍的特点是精细、复杂的感觉损害严重，而痛觉、温度觉、触觉等浅感觉障碍较轻或保持不变。深感觉、定位觉、两点辨别觉和实体觉则发生明显障碍，其中后三者是大脑皮质所特有的复合感觉，但是这种复合感觉的产生必须建立在浅感觉保持完整的基础上。因此，只有浅感觉正常而出现复合感觉障碍时，方能提示有大脑皮质感觉区的病变。

（五）评定

感觉检查包括浅感觉检查、深感觉检查和复合感觉（皮质感觉）检查。对感觉的检查，通常患者的反应有以下几种。①正常：患者反应灵敏而准确。②减低或减退：迟钝的反应，回答的结果与所受的刺激不相符合。③消失：无反应。

1. 评定方法

（1）浅感觉检查

1）**触觉**　嘱患者闭目，检查者用棉签或软毛笔轻触患者的皮肤，让患者回答有无轻痒的感觉和触及次数。每次给予的刺激强度应一致，但刺激的速度应当无规律，以免患者未受刺激而顺口回答。检查四肢时，刺激的走向应与长轴平行；检查胸腹部时刺激的走向应与肋骨平行。检查顺序为面部、颈部、上肢、躯干、下肢。

2）**痛觉**　嘱患者闭目，评定者先用大头针针尖在患者正常皮肤区域刺激数下，让患者感受正常刺激的感觉。然后再进行正式的检查，以均匀的力量用针尖轻刺患者需检部位的皮肤，令患者回答"痛""不痛"，同时与健侧比较，并让患者指出受刺激部位。对痛觉麻木的患者，检查要从障碍部位向正常部位逐渐移行，而对痛觉过敏的患者要从正常部位向障碍部位逐渐移行。为避免患者主观的不正确回答，间或可用大头针针帽钝端触之，或将针尖提起而用手指尖触之，以判断患者回答是否正确。痛觉障碍有痛觉缺失、痛觉减退和痛觉过敏等。

3）**温度觉**　包括温觉及冷觉。嘱患者闭目，用分别盛有冷水或热水的试管两支，交替、随意地接触皮肤，试管与皮肤的接触时间为 2～3 秒，嘱患者说出"冷"或"热"的感觉。选用的试管直径要小，管底面积与皮肤接触面不要过大，测定冷觉的试管温度在 5～10℃，测定温觉的试管温度在 40～45℃，如低于 5℃或高于 50℃，则会在刺激时引起痛觉反应。

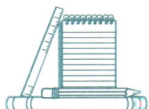

4）压觉 嘱患者闭眼。检查者用大拇指用劲地去挤压肌肉或肌腱，请患者指出感觉。对瘫痪的患者，压觉检查常从有障碍的部位开始，直到正常的部位。

（2）深感觉检查

1）运动觉 嘱患者闭目，检查者轻轻握住患者手指或足趾的两侧，上下移动 5° 左右，让患者辨别移动的方向，如感觉不明确可加大运动幅度或测试较大关节，以了解其减退的程度。

2）位置觉 嘱患者闭目，将其肢体放到一定的位置，然后让患者说出所放的位置；或嘱患者用其正常肢体放在与患侧肢体相同的位置上，正常人能正确说出或放在正确位置。测定共济运动的指鼻试验、跟膝胫试验、站立、行走步态等，如在闭眼后进行，亦为测定位置觉的方法。

3）振动觉 嘱患者闭眼，检查者将每秒震动 256 次的音叉放置在患者身体的骨骼突出部位，如手指、尺骨茎突、鹰嘴、桡骨小头、内外踝、髂嵴、棘突、锁骨等，询问患者有无振动感和持续时间。也可利用音叉的开和关，来测试患者感觉到振动与否。检查时应注意身体上、下、左、右对比。振动觉可随年龄而进行性丧失，年老患者可完全丧失。振动觉和运动觉、位置觉的障碍可不一致。

（3）复合感觉（皮质感觉）检查

1）皮肤定位觉 检查时嘱患者闭目，一般常用棉签、手指等轻触患者皮肤后，由患者用手指指出刺激的部位。正常误差为手部 < 3.5mm，躯干部 < 1cm。

2）两点辨别觉 区别一点还是两点刺激的感觉称为两点辨别觉。嘱患者闭眼，检查时用两脚规、叩诊锤的两尖端或针尖同时轻触皮肤，距离由大到小，测定能区别两点的最小距离。两点需同时刺激，用力相等。正常人以舌尖的距离最小，为 1mm，指尖为 3 ～ 5mm，指背为 4 ～ 6mm，手掌为 8 ～ 15mm，手背为 20 ～ 30mm，前胸 40mm，背部为 40 ～ 50mm，上臂及大腿部的距离最大，约 75mm。

3）实体觉 用手抚摸物体后确定该物体名称的能力称为实体觉。检查时嘱患者闭目，将一熟悉的物件（如笔、钥匙、火柴盒、硬币等）放于患者手中，嘱其抚摸以后，说出该物的属性与名称。先评定患侧，再评定健侧。

4）图形觉 指辨认写于皮肤上的字或图形的能力。检查时患者闭目，用手指或其他东西（如笔杆）在患者皮肤上划一几何图形（三角形、圆圈或正方形）或数字（1 ～ 9），由患者说出所写的图形或数字。

5）其他大脑皮质感觉 通常大脑皮质感觉检查还包括重量识别觉（识别重量的能力），以及对某些质地（如软和硬、光滑和粗糙）的感觉。

2. 适应证和禁忌证

（1）适应证 ①中枢神经系统病变：如脑血管病变、脊髓损伤或病变等。②周围神经病变：如臂丛神经麻痹、坐骨神经损害等。③外伤：如切割伤、撕裂伤、烧伤等。④缺血或营养代谢障碍：糖尿病、雷诺现象（雷诺病）、多发性神经炎等。

（2）禁忌证 意识丧失、严重认知功能障碍不能配合检查的患者。

三、语言和吞咽障碍评定

（一）语言 - 言语障碍评定

1. 概述

在日常生活中，人们往往将语言和言语两个词混淆，但从康复医学、言语病理学及心理

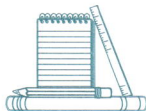

学的角度来说，两者既有区别，又有联系。语言作为一种复杂的交流工具，涵盖了符号的使用（即表达）与接受（即理解）的能力。这种能力不仅体现在口头交流上，还包含了书面表达（书写）和阅读文字，同时也涵盖了非言语交流形式，如肢体语言、姿势语及面部表情等无声信息的传递与接收。语言障碍具体表现为在口语及非口语的沟通中，在各类语言符号（如语音、文字、姿势、表情等）的应用或理解上的困难。常见的语言障碍为失语症、语言发育迟缓等。言语是通过口语来实现语言交流的，它依赖于神经和肌肉系统的协调运作，这种交流方式是日常沟通中最普遍的形式。言语障碍是指个体的口语产生及运用出现了异常，包括声音的发出、语音的形成及正常的语流节律等，表现为说话费力、发音不清或者完全丧失发音能力的情况。常见的言语障碍为构音障碍、嗓音障碍、口吃等。本节主要介绍失语症、构音障碍的评定方法。

2. 失语症评定

失语症评估的目的是判断个体是否存在失语症及其严重程度，区分不同类型的失语症，评估影响患者沟通能力的各种因素及患者剩余的沟通能力，并据此制定相应的治疗策略。此外，这种评估还有助于进行病因学研究、认知功能分析及社交能力的研究。

（1）失语症评定常用方法

1）国内常用的失语症评定方法

汉语标准失语症检查：是一种基于日本标准失语症检查并结合国际评估工具，针对汉语特性和中国文化背景编制的语言障碍评估工具，也称为中国康复研究中心失语症检查法（CRRCAE）。该检查分为两个主要部分：首先，通过询问患者 12 个问题来初步评估其语言状况；其次，通过 9 个项目来检测患者语言能力，包含了听理解、复述、说、出声读、阅读理解、抄写、描写、听写和计算。这些测试项目大多采用六级评分系统，对患者的反应速度和提示方式有明确的规定，并设定了终止标准。为了确保评估的准确性，检查应由经过专业培训或对检查流程熟悉的评估人员执行。

汉语失语症成套测验：由北京大学医学部神经心理研究室编制的这套评估工具，是参照西方的失语症成套测试并考虑中国的实际情况进行定制的。它包含以下部分：会话、理解、复述、命名、阅读、书写、结构与视空间、运用和计算、失语症总结。

汉语波士顿失语症检查法：分为对话、图片叙述、听理解、言语表达、书面语理解和书写 6 个部分，可对失语症进行鉴别诊断。

2）国际常用的失语症检查法

波士顿诊断性失语症检查（BDAE）：是一种在英语国家广泛使用的标准化失语症评估工具，它包含 27 个分测试，分为 5 个项目：会话和自发性言语、听理解、口语表达、书面语言理解、书写。此检查能详细、全面测出语言各种模式的能力，但检查需要的时间较长。

西方失语症成套测验：是一种简化版的波士顿失语症检查，耗时约 1 小时。该测试能够提供一个综合分数，即失语商（AQ），用以判断语言功能是否正常。此外，它还能评估操作商（PQ）和皮质商（CQ），其中操作商反映个体在阅读、书写、运用、结构、计算和推理等方面的大脑功能，皮质商则反映了大脑的认知功能。

（2）失语症严重程度的评定　目前，国际上广泛使用波士顿诊断性失语症检查法中的失语症严重程度分级（表 3-4）。

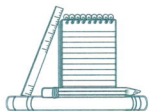

表 3-4　BDAE 失语症严重程度分级标准

分级	分级标准
0 级	无有意义的言语或听理解能力
1 级	言语交流中有不连续的言语表达，但大部分需要听者去推测、询问或猜测；可交流的信息范围有限，听者在言语交流中感到困难
2 级	在听者的帮助下，可以进行熟悉话题的交谈，但对陌生话题常常不能表达自己的思想，使患者与检查者都感到言语交流有困难
3 级	在仅需少量帮助或无帮助的情况下，患者可以讨论几乎所有的日常问题，但由于言语和（或）理解能力的减弱，使某些谈话出现困难或不大可能
4 级	言语流利，可观察到有理解障碍，但思想和言语表达尚无明显限制
5 级	有极少可分辨得出的言语障碍，患者主观上可能有点困难，但听者不一定能明显觉察到

3. 构音障碍评定

通过评定判断构音障碍的有无、种类和程度，可将构音障碍评定分为构音器官评定和构音检查。

（1）构音器官评定　　通过观察构音器官的外观和粗大运动，来诊断构音器官是否有结构异常或运动障碍。这涉及对肺、喉部、面部、口部肌肉、硬腭、腭咽机制、下颌，以及相关反射的检查。为了确诊通常需要结合医学检查、实验室测试和言语评估。此外，患者的病史、听力情况及整体运动功能的评估也有助于确诊。

（2）构音检查　　以普通话的标准发音为基准，结合构音类似运动，系统评估患者的语言能力及运动障碍。评估内容涵盖会话、单词检查、音节复述检查、文章水平检查、构音类型运动检查。测试时会使用到的工具包括单词检查用图卡 50 张、记录表格、压舌板、纸巾、消毒纱布、吸管、录音设备和鼻咽镜等。

（二）吞咽障碍评定

1. 概述

吞咽障碍是指由于下颌、双唇、舌、软腭、咽喉、食管等器官结构或功能受损，不能安全有效地把食物输送到胃内的现象。多种疾病均可导致吞咽障碍，包括中枢神经系统疾病、周围神经病变、神经肌肉接头疾病、肌肉疾病、口咽部器质性病变、口咽部放化疗和手术后的患者等。

2. 常用评定方法

（1）反复唾液吞咽试验　　在操作过程中，检查者将手指放在被检查者的喉结及舌骨处，让患者尽量快速地反复进行吞咽动作。随着吞咽的运动，检查者可以感觉到喉结和舌骨越过手指向前上方移动，然后复位。这种上下运动的下降时刻标志着吞咽动作的完成。通常检查者会进行 30 秒的触诊，以确认患者在这段时间内完成的吞咽次数。对于高龄患者来说，30 秒内完成的吞咽动作不应少于 3 次。

（2）洼田饮水试验　　患者取坐位，先用茶匙试验喝水，试两三口，如无问题，嘱患者像平常一样喝下 30mL 温水，观察和记录饮水时间和呛咳情况。

（3）摄食吞咽过程评定　　观察患者在进食过程中的表现，包括唇、舌和咀嚼肌的运动，食物在口中的移动和运送，以及吞咽后是否有食物误入呼吸道或仍有食物遗留在口腔内。

（4）吞咽造影检查　　在 X 线透视下，针对口、咽、喉、食管的吞咽运动所进行的特殊造影，可以通过观察侧位及正位成像对吞咽不同阶段（包括口腔准备期、口腔期、咽期、食管期）的

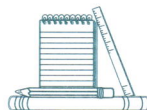

情况进行评估，并能够观察到相关器官（如舌、软腭、咽喉）的解剖结构及食团的运送过程，从而发现吞咽障碍的原因、部位、程度、代偿情况及有无误吸等。VFSS是目前公认的诊断吞咽障碍首选、理想的方法，被认为是评价吞咽障碍的"金标准"之一。

（5）纤维内镜吞咽功能检查　用纤维内镜的探头从鼻腔通过鼻咽进入咽喉部，以观察患者的吞咽情况。纤维内镜能够观察吞咽前和吞咽后的情况，包括起始延迟、吞咽后食物残留在会厌谷和梨状窝的情况，以及吞咽前或后的误吸，但不能观察到吞咽中的情况。

四、心肺功能评定

心肺功能包括心脏的泵血功能和肺的通气、换气功能，整个过程涉及心脏泵血、肺摄氧及气体交换的能力、血液循环系统携氧至全身各部位的功能，以及肌肉利用氧的能力。

（一）心功能评定

心脏功能指心脏以适当或所要求的量和压力将血液泵出流到全身的功能，侧重心功能容量的测定，主要采用心电运动试验评定。心电运动试验以心电图为主要检测手段，通过逐步增加运动负荷，用试验各期的心电图、症状及体征来判断心肺功能。

1. 心电运动试验分类

（1）极量运动试验　指运动到精疲力竭或主观最大运动强度的试验，一般用于正常人和运动员最大运动能力的研究。

（2）症状限制性运动试验　是主观和客观指标结合的最大运动量试验，以运动诱发呼吸或循环不良的症状和体征、心电图异常及心血管运动反应异常作为运动终点，适用于诊断冠心病、评估心肺功能和体力活动能力、制定运动训练方案等。

（3）低水平运动试验　指以预定较低水平的运动负荷、心率、血压和症状为终止指标的试验方法，通常以患者可耐受的速度连续步行200m作为标准，适用于急性心肌梗死后或病情较重患者的出院前评定。

2. 心电运动试验方法

（1）平板运动试验方法　患者在带有能自动调节坡度和转速的活动平板上，按预先设计的运动方案，在指定时间内提高预定的斜率或速度以逐渐增加其心率和心脏负荷，最终达到预期的运动目标。本方案为变速变斜率运动，是目前最常用的方案。

（2）踏车试验方法　患者取坐位或卧位，运用功率自行车进行踏车运动。本方法可随时调整运动负荷量，观察机体做功负荷量。踏车试验运动方案一般参照运动平板试验方案。

（3）手摇车试验方法　其原理与踏车运动相似，将下肢踏车改为上肢摇车，常用于下肢运动功能障碍者。

3. 心电运动试验应用

心电运动试验常用于冠心病的辅助诊断、冠状动脉病变严重程度及预后的评估、心律失常的鉴定、心功能及体力活动能力和残疾程度的判定、指导临床康复治疗、评定运动锻炼和康复治疗的效果。

（二）肺功能评定

肺功能评定主要包括主观呼吸功能障碍感受分级和客观检查，本测定有助于定性诊断肺功能障碍，并提供相应的定量数据。

1. 肺功能评定的内容

（1）静息肺功能　在静息状态下，对受检者的肺通气功能和肺换气功能进行测定和评估。

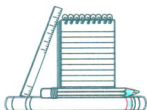

（2）运动气体代谢测定　又称呼气分析运动试验，指在运动过程中连接心电图和呼吸气体分析系统，测定通气量及呼出气中氧和二氧化碳的含量，并依此推算出吸氧量、二氧化碳排出量等各项气体代谢的参数。

（3）其他检查内容　呼吸调节功能、气道反应性测定、肺血流量测定等。

2. 肺功能评定的适应证

肺功能评定适用于慢性阻塞性肺疾病、支气管哮喘等间质性肺病、胸腹部外科手术术前评估、呼吸困难原因的鉴别等。

3. 肺功能评定的指标

（1）肺容量　是呼吸道与肺泡的总容量，反映外呼吸的空间。胸肺部疾患引起呼吸生理的改变常表现为肺容量的变化。评定肺容量常用指标包括潮气量（VT）、补吸气量（IRV）、补呼气量（ERV）、残气量（RV）、深吸气量（IC）、肺活量（VC）、功能残气量（FRC）和肺总量（TLC）等。

（2）肺通气量　指单位时间进出肺的气量，显示时间与容量的关系，并与呼吸幅度、用力大小有关，是反映肺通气功能的动态指标。常用指标包括每分通气量（VE）、肺泡通气量（VA）、最大自主通气量（MVV）、气速指数（AVI）、通气储量百分比（VR%）、用力呼气量（FEV）等，其中以用力呼气量最为常用。

（3）肺换气功能　①弥散功能是肺换气功能的重要组成部分及主要测定指标，目前临床上主要应用一氧化碳（CO）进行弥散测定，多用一口气法。②血气分析是肺功能的重要指标，引起肺通气和（或）换气功能下降的任何因素都可能引起血气分析的异常，而血气分析异常则说明患者的呼吸功能已处于失代偿状态，常与酸碱平衡一并分析。

（4）有氧代谢能力　是通过呼吸气体分析推算体内气体代谢情况的一种动态评定方法，可综合反映心肺功能状态和体力活动能力，常用指标包括最大摄氧量（VO_{2max}）、代谢当量（MET）、无氧阈（AT）等。

五、日常生活活动能力评定

（一）概述

日常生活活动（activity of daily living，ADL）是人们在日常生活中为了维持生存及适应生存环境而每天都在反复进行的、最基本的、最具共性的活动。

躯体性或基本性日常生活活动（physical or basic ADL，PADL or BADL）是指每日生活中与穿衣、进食、保持个人卫生、性生活等自我照顾任务和坐、站、行走等功能性移动有关的基本活动，主要反映个体较粗大的运动功能。

工具性日常生活活动（instrumental ADL，IADL）是指人们在社区独立生活所需的关键性的、较高级的技能，如做家务、购买物品、管理金钱、使用交通工具等，反映个体较精细的运动功能。

（二）评定方法

评定方法包括问卷回答、观察及量表评定。问卷回答是通过提问的方式收集资料进行评定，适用于残疾状况筛查，包括口头提问和问卷提问两种形式。在患者回答问题时，治疗师应注意甄别患者的回答内容是客观存在还是主观意志，回答是否真实、准确。观察法通过直接观察患者日常生活活动的实际完成情况进行评定，可以在实际环境，也可以在实验室。量表检查是采用经过标准化设计，具有统一内容、统一评定标准的检查表评定。主要包括 Barthel 指数、

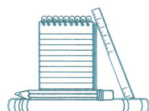

Katz 指数、修订的 Knney 自理评定、PULSES 和功能独立性评定（FIM）等。目前，临床最常用 Barthel 指数和 FIM 评定。

1.Barthel 指数

Barthel 指数包括进食、洗澡、修饰（梳妆洗漱）、穿衣、大便、小便、上厕所、床椅转移、行走、上下楼梯 10 项内容（表 3-5）。根据是否需要帮助及帮助程度分为不同功能等级，总分 100 分。患者得分越高，独立性越强，依赖性越小。但得分为 100 分，也不意味着患者能完全独立生活，也许患者还不能烹饪、料理家务或与他人接触，但其不需要照顾，可以自理。

评分标准：如不能达到项目中标准，为 0 分；20 分以下为生活完全需要帮助；20～40 分为生活需要很大帮助；41～60 分为生活需要帮助；60 分以上为生活基本可以自理。40 分以上者康复治疗的效益最大。

表 3-5   Barthel 指数评分标准

序号	项目	得分	评分标准
1	进食	10 5	能使用任何必要的装置，在适当时间内独立进食； 需要帮助，如切割食物、搅拌食物
2	洗澡	5	独立
3	修饰	5	独立洗脸、梳头、刷牙、剃须（如需用电动剃须刀应会用插头）
4	穿衣	10 5	独立系鞋带、扣扣子、穿脱支具； 需要帮助，在适当时间内至少做完一半工作
5	大便	10 5	不失禁，如需帮助，能使用灌肠剂或栓剂； 偶尔失禁或需要器具帮助
6	小便	10 5	不失禁，如需帮助，能使用集尿器； 偶尔失禁或需要器具帮助
7	上厕所	10 5	独立使用厕所或便盆，穿脱衣裤，擦净、冲洗或清洗便盆； 在穿脱衣裤或使用卫生纸时需要帮助
8	床椅转移	15 10 5	独立从轮椅到床，从床回到轮椅，包括从床上坐起，刹住轮椅，抬起脚踏板； 最小的帮助和监督； 能坐，但需最大的帮助才能转移
9	行走	15 10 5	在水平路面上独立行走 45m，可用辅助装置，但不包括带轮的助行器； 在帮助下行走 45m； 如不能行走，能使用轮椅行走 45m
10	上下楼梯	10 5	独立，可使用辅助装置； 需要帮助和监督

Barthel 指数评定操作简便，具有较高的可信度和灵敏度，适用于评估治疗前后的患者功能状态，同时能够预测治疗效果、住院时长和最终预后。该评定方法在康复医疗领域中被广泛采用。

2.FIM 评定

FIM 评定包括 6 个方面，共 18 项，分别为 13 项运动性 ADL 和 5 项认知性 ADL（表 3-6）。评分采用 7 分制，每一项最高分为 7 分，最低分为 1 分，总分 126 分，最低分 18 分。得分的高低以患者独立程度、对辅助器具或辅助设备的需求程度，以及他人给予帮助的量为依据。

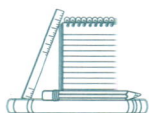

表 3-6 FIM 评定内容

分类	具体项目
自理活动	①进食；②梳洗修饰；③洗澡；④穿上身衣；⑤穿下身衣；⑥如厕
括约肌控制	⑦排尿管理；⑧排便管理
转移	⑨床椅间转移；⑩转移至厕所；⑪ 转移至浴盆或淋浴室
行进	⑫ 步行／轮椅；⑬ 上下楼梯
交流	⑭ 理解；⑮ 表达
社会认知	⑯ 社会交往；⑰ 解决问题；⑱ 记忆

FIM 所评定的是患者在实际做什么活动，即活动的实际情况，考察的是患者目前的实际状态，而非症状缓解后的状态。

FIM 评分标准：根据患者进行日常生活活动时独立或依赖的程度，分为 7 个等级（表 3-7）。

表 3-7 FIM 评分标准

	能力	得分	评分标准
独立	完全独立	7	不需修改或使用辅助具；在合理时间内完成；活动安全
	有条件独立	6	活动能独立完成，但活动中需要使用辅助具；或需要比正常长的时间；或需要考虑安全保证问题
有条件依赖	监护或准备	5	活动时需要帮助，帮助者与患者没有身体接触；帮助者给予监护、提示或督促，或仅需帮患者做准备工作或传递必要的用品，帮助穿戴矫形器等
	最小量接触身体的帮助	4	帮助限于轻触，患者在活动中所付出的努力≥75%
	中等量帮助	3	患者所需要的帮助多于轻触，但在完成活动过程中，本人主动用力仍在 50%～74%
完全依赖	最大量帮助	2	患者主动用力完成活动的 25%～49%
	完全帮助	1	患者主动用力＜25%，或完全由别人帮助

FIM 临床应用范围广，用于各种疾病或创伤后日常生活能力的评定，在反映残疾水平或需要帮助量上比 Barthel 指数更详细、精确和敏感。FIM 不但可以评价运动功能损伤而致的 ADL 能力障碍，而且能够评价认知功能障碍对日常生活的影响。

六、认知功能和心理功能评定

（一）认知障碍评定

1. 概述

认知障碍指由于大脑和中枢神经系统受到损伤或功能障碍，导致个体的认知能力出现异常。如注意、记忆、推理、判断、抽象思维、排列顺序的障碍等，临床上以注意障碍、记忆障碍多见。

2. 注意障碍评定

注意力指人们集中于某种特殊内、外环境刺激而不被其他刺激分散的能力。注意力是其他认知功能的基础，在确定患者意识清醒的状态下，首先进行的认知功能检查项目就是注意力的检查。

（1）视跟踪和辨别

1）视跟踪 让患者注视某一光源，测试者将光源做左、右、上、下移动，观察患者视觉随

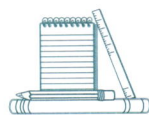

之移动的能力。

2）形状辨别　让患者分别复制一根垂线、一个圆、一个正方形和大写字母 A。

3）划消测验　常用于注意持久性的检测。临床上有不同类型的划消测验，如数字、字母或符号的划消等。

（2）数或词的辨别

1）数字顺背和倒背测验　采用韦氏智力测验中的数字倒背和顺背测验。如测试者以每秒一个的速度读出随机排列的数字，从 2 个开始，每念完一组让患者重复一次，一直进行到患者不能重复为止。复述不到 5 个数字为异常。

2）词辨认　向患者播放一段短文录音，其中有一定数量的指定词，如"蓝"字，让患者每听到一次"蓝"字就敲击一下桌子。

（3）听跟踪　让患者闭目听铃声，将铃在患者左、右、前、后和头上方摇动，让患者指出铃所在的位置。每种位置评 1 分，少于 5 分为异常。

（4）声辨认

1）声辨认　向患者播放一段录音，含有重复出现的电话铃声、钟表滴答声、门铃声和号角声等，其中号角声共出现 5 次。每当患者听到号角声时，需敲击桌面一次。如果敲击次数不足 5 次，则视为存在缺陷。

2）在杂音背景中辨认词　向患者播放一段录音，其内容是在喧闹的集市中朗诵一段短文，其中有 10 个指定词。如"蓝"字，让患者每听到一次就敲击一下桌子，敲击少于 8 次为有注意缺陷。

（5）斯特鲁普测验　有英文单词、文字两种形式，包括 4 页。第一页是用黑体字书写的文字，第二页是不同颜色的色块，第三页和第四页则是使用不同于字义颜色所书写的文字。第一页和第三页分别要求被试者尽快读出该页的文字；第二页要求被试者尽快读出色块的颜色；第四页的任务则是要求患者尽快读出书写文字所用的颜色，分别记录读字或命名颜色所用时间。第四页的测试被认为是测验被试者的选择性注意。

3. 记忆障碍评定

记忆是既往经验在脑内贮存和再现的心理过程，包括信息的识记、保持和再现三个环节。记忆障碍表现为不能回忆或记住伤后所发生的事件，但对久远的事情回忆影响不大。

（1）韦氏记忆量表　是应用较广的成套记忆测验，也是神经心理测验之一。韦氏记忆量表在我国已标准化，需要专业人员进行测试，测试时间较长。

韦氏记忆测验适用于 7 岁以上儿童及成人。该评估包含 10 项分测验，其中分测验 A～C 评估长时记忆，分测验 D～I 评估短时记忆，分测验 J 评估瞬时记忆，分测验 MQ 反映记忆的总水平。此外，这项测验也有助于鉴别器质性和功能性记忆障碍。

（2）记忆单项能力测定　较为实用，可由康复专业人员进行测试，也可由患者自评。缺点：不够简便，且低于 60 分的记忆障碍很难评定准确。

（3）Rivermead 行为记忆能力测验　是最常用的专门化评估量表，侧重于评定日常记忆能力，可信度与效度较高，患者比较容易完成。Rivermead 行为记忆测验有儿童、成年等共 4 个版本，每个版本有 11 个项目。

（4）临床记忆量表　主要用于成人（20～90 岁），有甲乙两套，测试内容包括 5 个分测验：指向记忆、联想学习、图像自由回忆、无意义图形再认、人像特点回忆。

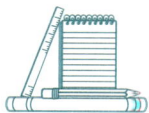

（二）知觉障碍评定

1. 概述

知觉障碍指在感觉传导系统完整的情况下，大脑皮质特定区域对感觉刺激的认识和整合障碍，可见于各种原因所致的局灶性或弥漫性脑损伤患者。根据损伤部位和损伤程度的不同，知觉障碍可有各种不同的表现形式。临床上以各种类型的失用症、失认症、躯体构图障碍，以及视觉辨别障碍常见。

2. 失用症评定

失用症是指在意识清楚、无感觉和运动功能障碍，或其不足以影响相关活动的情况下，患者丧失完成有目的的复杂活动的能力。临床上失用症多采用实际观察法、Goodglass 失用试验等评定方法。Goodglass 失用试验中包括一系列动作要患者去做，先让患者按命令做；如不能完成，再模仿治疗人员的动作；如还不能完成，再提供实际的物体去尝试。失用症既可是双侧的也可是单侧的，应对身体两侧进行检查。

（三）心理功能评定

1. 概述

心理功能评定可用于康复的各个时期，通过心理功能的评定能够准确掌握患者的心理状况，帮助患者采取积极的应对措施，调整心理环境，这对于患者的康复具有重要的意义。

2. 人格测验

人格测验是对人格特点的揭示和描述，即测量个体在一定情境下经常表现出来的典型行为和情感反应，通常包括气质或性格类型的特点、情绪状态、人际关系、动机、兴趣和态度等内容。

（1）艾森克人格问卷（EPQ）　经过多次修订，在不同人群中测试有可靠的信度和效度，因此为国际所公认，分为儿童和成人两种类型。EPQ 由内向与外向（E）、神经质或情绪的稳定性（N）、精神质（P）和测谎分值（L）4 个维度组成。

（2）明尼苏达多相人格调查表（MMPI）　该评估工具涵盖了健康状态、情绪反应、社会态度、心身性症状、家庭婚姻问题等 26 类不同领域的题目，能够有效地区分强迫症、偏执狂、精神分裂症和抑郁性精神病等。

3. 智力测验

较常用的是韦氏智力量表。它的主要特点是在一个量表中分若干个分测验，每一个分测验集中测验一种智力功能。包括《韦氏幼儿智力量表》《韦氏儿童智力量表》和《韦氏成人智力量表》。三种量表的结构形式基本一样，但内容难易有别。如成人量表由 11 项分测验组成，包括 6 个言语量表：常识、数字广度、词汇、算术、领悟、相似性，以及 5 个操作量表：填图、图片排列、积木图案、物体拼凑、数字符号。这 11 项分测验体现了左右脑功能的整合。

4. 情绪测验

情绪是客观事物是否满足自身需求的一种心理反应，它可以分为正面和负面两种类型。在医学领域常见的负面情绪状态包括焦虑和抑郁。

（1）抑郁评定　汉密尔顿抑郁量表（HAMD）评定方法简便，标准明确，便于掌握，可用于抑郁症、躁郁症等多种疾病的抑郁症状之评定，尤其适用于抑郁症。一次评定需 15 ～ 20 分钟。

（2）焦虑评定　汉密尔顿焦虑量表（HAMA）能很好地衡量治疗效果，一致性好、长度适中、简便易行，用于测量焦虑症及患者的焦虑程度，是当今用得最广泛的焦虑量表之一。

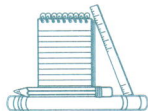

复习思考题

1. 康复评定与临床检查有何区别?

2. 康复评定的类型有哪些?

3. 运动功能评定有哪些常用方法?

4. 日常生活活动能力评定方法有哪些?

5. 平衡分为哪几类?

扫一扫,查阅
复习思考题答案

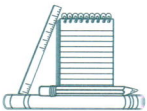

模块四　康复治疗的临床基础

【学习目标】

1. 掌握康复病历的特点和康复治疗技术的常用类别。
2. 熟悉常用康复治疗技术的治疗作用。
3. 了解常用康复治疗技术的作用机制。

项目一　康复治疗处方与康复治疗记录

一、康复治疗处方

（一）康复病历

康复病历是记录患者康复过程的重要医疗文件，它对于评估治疗效果、调整康复计划，以及为后续的医疗决策提供依据都具有关键意义。康复病历主要内容：基本信息、主诉、现病史、既往史、个人史、康复评定、诊断、康复治疗计划、治疗进展记录、出院记录等。康复病历由康复医师完成，并附有各康复室的专科记录和报告。一份完整的康复病历能指导康复团队的成员治疗、评估疗效，有助于医疗沟通，同时完整的康复病历为医学研究提供了丰富的数据资源，有利于康复教研，在医疗纠纷或法律诉讼中，康复病历是重要的法律依据。

（二）康复病历的特点

康复医学科服务的主要对象为存在功能障碍者，包括神经系统损伤患者、骨关节系统损伤患者、慢性病患者、老年病患者等。与临床病历不同的是，康复病历在记录的重点内容上有其自身的特点。

1. 强调关注患者的功能障碍和功能评估

临床病历以疾病为中心，重视临床的症状和病理特征的描述，以各种临床的专科检查如血液常规的检查、影像学检查等为依据为患者制订治疗方案。康复病历是在明确患者疾病诊断的基础上，关注疾病所引起的功能障碍，以及对患者的日常生活活动、生产活动、娱乐活动所造成的影响，通过肌力评定、肌张力评定、关节活动范围评定、平衡评定、日常生活活动能力评定等进行评估分析，再根据评估的结果，确定康复治疗目标、制订康复治疗计划，为患者提供针对性的康复治疗服务。

2. 强调"三期评估"

完整的康复病历中，强调初期评估、中期评估、末期评估。初期评估为患者开始康复治疗时进行，主要目的是全面了解患者的基本情况，包括病情、身体功能状态、心理状态、社会背

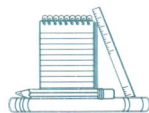

景等，为制订个性化的康复治疗计划提供依据，确定患者当前存在的主要问题和功能障碍，明确康复治疗的重点和方向。中期评估是康复治疗一段时间后进行的评估，可进行多次，主要目的是评估康复治疗的效果，判断治疗方案是否合适，是否需要调整，监测患者功能的改善情况，及时发现问题并调整治疗策略，为下一阶段的康复治疗提供指导和依据。末期评估为康复治疗结束临近出院时进行，主要目的是综合评估患者经过整个康复治疗过程后的最终功能恢复水平，确定患者是否达到预期的康复目标，判断患者是否可以回归家庭、社会或工作岗位，为患者出院后的康复指导和后续随访提供依据。

3. 关注患者的参与及家庭支持

家庭在患者的康复过程中起着至关重要的作用。康复病历会记录患者家庭的支持情况，包括家庭环境、家庭成员对患者的照顾能力、心理支持和经济支持等方面。了解家庭支持情况有助于治疗师制订更符合患者实际情况的康复计划，并为患者及其家庭提供相应的康复指导和支持。

（三）康复病历的种类

康复病历根据适用对象的不同，可分为门诊康复病历、住院康复病历和社区康复病历，其种类与特点见表4-1。

表 4-1　康复病历的种类和特点

种类	适用对象	特点
门诊康复病历	在康复门诊接受治疗的患者，如一些颈肩腰腿痛的患者等	1. 内容相对简单：一般包括患者的基本信息、主诉、现病史、既往史、康复评定、诊断、康复治疗计划和建议等。由于门诊患者的就诊时间有限，病历记录更注重简洁明了，突出重点问题和治疗要点； 2. 随诊性强：门诊患者通常需要多次就诊，每次就诊时医生都会根据患者的病情变化和治疗进展在病历上进行补充记录，以跟踪患者的康复过程
住院康复病历	病情较为复杂、功能障碍严重，需要系统全面的康复治疗且需要住院观察和护理的患者，如脑卒中、脊髓损伤的患者等	1. 内容全面详细：住院康复病历包含完整的患者信息，从入院记录到出院记录，涵盖了详细的病史采集、全面的康复评定（包括身体功能、心理功能、社会功能等多方面的评定）、多学科的治疗计划（涉及物理治疗、作业治疗、言语治疗、心理治疗等）、治疗过程中的病情变化记录、并发症的防治记录等； 2. 多学科协作：住院康复过程通常需要多个专业的康复团队成员共同参与，病历记录了团队成员之间的沟通和协作情况，以及各专业治疗的具体内容和效果； 3. 病程记录规范：按照住院时间顺序，详细记录患者每天的病情变化、治疗措施、康复进展、不良反应等，形成完整的病程记录
社区康复病历	社区康复机构接受康复服务的患者，如一些慢性病患者等	1. 强调家庭和社区环境因素：除了患者的基本病情和康复情况，社区康复病历会重点关注患者的家庭环境、社区支持资源，以及这些因素对康复的影响； 2. 康复计划的实用性和可操作性：由于社区康复资源相对有限，康复计划更注重结合社区实际情况和患者的日常生活需求，制定简单易行、经济有效的康复措施； 3. 随访和延续性服务记录：社区康复病历会记录对患者的定期随访情况，了解患者在社区康复过程中的问题和需求，及时调整康复计划，同时，也会记录患者转介到上级医院或其他康复机构的情况，确保康复服务的延续性

（四）康复病历的记录内容

病历书写是指医务人员通过问诊、查体、辅助检查、诊断、治疗、护理等医疗活动获得有关资料，并进行归纳、分析、整理形成医疗活动记录的行为。康复医学是一门新兴的综合学科。

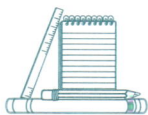

到目前为止，其病历的书写尚未形成独立的、统一的格式，故一般采用临床医学病历的模式书写；但由于康复医学有其自身特点和要求，因此其病历的书写要充分反映康复医学的特点。主要内容包括问诊、体格检查、各种实验室检查、影像学检查、诊断、功能评定、康复计划等方面。住院患者康复病历的记录内容如下。

1. 一般资料

包括姓名、性别、年龄、婚姻状况、职业、籍贯、民族、住址（或工作单位）、入院日期、记录日期、病史陈述者等。

2. 主诉

是指患者到医院就诊的最主要原因，包括主要功能障碍的致病原因和表现，以及持续时间，并能与主要诊断相关联。通常仅用不超过 20 个字来表达，如脑卒中偏瘫患者的主诉是"脑梗后右侧肢体无力、活动困难一月余等"。

3. 现病史

是指患者本次功能障碍的发生、演变、诊疗等方面的详细情况（按时间顺序书写），要求围绕主诉。主要内容包括如下。

（1）引起主要功能障碍的疾病的发病情况，主要功能障碍的特点及其发展变化情况；功能障碍对患者日常生活和社会生活方面产生的影响。

（2）发病后临床诊疗经过及结果；与疾病相关的主要并发症。

（3）康复治疗经过及结果。

（4）睡眠、饮食等一般情况的变化。

（5）鉴别诊断相关的阳性或阴性资料。

4. 既往史

指患者过去的健康情况及患过何种疾病，重点记录与现在疾病病情相关的病史如外伤史、手术、中毒及输血史、过敏史等，以便了解患者之前的基础功能水平。

5. 个人史

包括出生地、居住地、精神状况、生活习惯、兴趣爱好、文化程度等，完整的个人史有利于制订患者康复治疗计划和康复目标的针对性，提高患者治疗过程的依从性，为患者重返家庭或工作岗位等进行咨询和指导。

6. 婚育史

包含女性患者的月经史等。

7. 家族史

了解患者家族遗传病史、健康情况、经济情况及患者在家庭中承担的责任和义务等。

8. 社会心理

由于功能障碍者存在不同程度的心理负担，了解患者的心理状态可以为针对性的心理治疗创造条件，同时还能了解患者所处的社会环境对患者身体功能的影响。

9. 体格检查

主要为临床体格检查的内容，按系统循序进行书写。

（1）一般情况：身体的姿势、有无畸形、营养发育、合作程度、体温、脉搏、呼吸、血压、体重等。

（2）皮肤、黏膜、全身浅表淋巴结。

（3）头部及其器官。

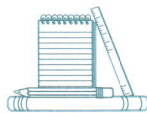

（4）胸部（胸廓、肺、心、血管）。

（5）腹部（肝、脾、肿块等）。

（6）脊柱、四肢。

（7）神经系统。

（8）肛门及外生殖器。

（9）专科检查：应当根据专科需要记录与本病直接相关的阳性及阴性体征，以及与本病间接相关的阳性体征。

10. 功能评定

根据不同的疾病和功能障碍进行有针对性的评定，如脑卒中患者可进行偏瘫功能评定，如 Brunnstrom 的评估、功能独立性测量（FIM）的评估、日常生活活动能力的 Barthel 指数评定、认知功能的评估、言语功能评定生存质量的评估等；骨关节及肌肉系统的疾病应进行关节活动度、肌力、疼痛等评估；脊髓损伤应进行感觉功能、运动功能、平衡功能等专项评定。专项评定有利于康复目标与治疗计划的拟订和疗效的评估。各专项评定应使用规范的量表进行评估，并按规范格式进行填写。

11. 康复诊断

以 ICIDH 的分类标准为依据进行康复诊断，康复诊断包括致残性疾病诊断（定位、定性）、功能诊断（残损、残疾、残障）和伴随疾病等内容。

12. 康复诊疗计划

根据患者的康复诊断，对存在临床病症进行相应的医疗处理，针对存在的主要功能障碍情况及残存的能力，确立短期和长期的康复目标，制订相应的康复治疗计划，并根据康复计划进行有针对性的康复治疗。

（五）康复治疗处方

康复治疗处方是由康复医师或治疗师根据患者的病情、功能状态评估结果及康复目标等，为患者制定的具有针对性的康复治疗方案的书面文件。主要内容包括患者基本信息、病情诊断及功能评估、康复治疗目标、康复治疗项目、治疗参数及频率、注意事项等项目。康复处方的意义在于为康复治疗团队提供统一的治疗指导和依据，确保治疗的科学性、规范性和系统性；帮助患者了解自己的治疗方案和康复进程，增强患者对治疗的依从性和信心；作为医疗记录的重要组成部分，便于对治疗效果进行评估和调整；康复治疗处方是医疗文书的一部分，在发生医疗纠纷或进行医疗质量检查时，是重要的法律依据和工作记录。

1. 康复治疗处方的种类和适用对象

临床工作过程中，根据不同的适用对象，康复治疗的处方种类多种多样，主要有以下几种情况。

（1）运动治疗处方　适用于因骨骼肌肉系统疾病、神经系统疾病、心肺功能障碍等导致运动功能障碍的患者。

（2）物理因子治疗处方　适用于各种急慢性炎症、疼痛、肿胀、伤口愈合不良、神经损伤等患者。

（3）作业治疗处方　各个分类处方适用的患者如下。①日常生活活动训练处方：适用于因各种疾病或损伤导致日常生活自理能力下降的患者，如脑卒中、脊髓损伤、骨折等。②职业技能训练处方：适用于因伤病需要重新回归工作岗位的患者。③轮椅处方：适用于各种需要使用轮椅的患者，如脊髓损伤、脑卒中、肌肉骨关节系统损伤的患者。④认知障碍训练处方：适用于因脑部疾病或损伤导致认知功能障碍的患者，如痴呆、脑外伤后认知障碍等。

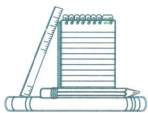

（4）言语治疗处方　适用于存在失语症、构音障碍、吞咽障碍等言语问题的患者，如脑卒中、脑外伤、帕金森病等患者。

（5）心理治疗处方　各个分类处方适用的患者如下。①心理支持处方：适用于因伤病导致心理应激、情绪障碍（如焦虑、抑郁）的患者，以及康复过程中心理压力较大的患者。②行为认知疗法处方：适用于存在不良认知模式和行为习惯导致心理问题的患者，如创伤后应激障碍、强迫症等。

（6）中国传统康复治疗处方　各个分类处方适用的患者如下。①针灸治疗处方：适用于神经系统疾病患者、疼痛性疾病患者、脏腑功能失调患者等。②推拿治疗处方：适用于骨骼肌肉系统疾病患者、运动损伤患者、小儿疾病患者等。

（7）矫形器治疗处方　各个分类处方适用的患者如下。①上肢矫形器处方：适用于手部骨折、肌腱损伤、类风湿关节炎、腕部扭伤或拉伤、腕管综合征、肘关节骨折、肘关节韧带损伤、肘关节挛缩、肩关节脱位或半脱位、肩袖损伤等。②下肢矫形器处方：适用于膝关节骨折、膝关节韧带损伤、膝关节骨关节炎、髋关节置换术后、髋关节骨折等。③脊柱矫形器处方：适用于颈部扭伤或拉伤、颈椎病、颈椎骨折或脱位、脊柱侧弯、腰椎间盘突出症、胸腰椎骨折等。

2. 康复治疗处方的内容（图4-1）

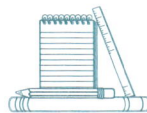

图4-1　物理治疗处方

（1）患者基本信息　包括姓名、性别、年龄、病历号等信息。

（2）病史摘要　包括患者疾病的主要情况等信息。

（3）病情诊断及功能评估　包含内容如下。①疾病诊断：明确患者所患疾病，如脑卒中、骨折、脊髓损伤、关节炎等。②功能评估：包括身体结构与功能方面的评估，如肌力评估、肌张力评估、感觉评估、关节活动范围的评估、平衡功能的评估等。③活动能力方面的评估：如日常生活活动能力评估等。④参与能力方面的评估：如社会交往能力评估等。

（4）康复治疗目标　包含内容如下。①短期目标：通常为短期内可以实现的治疗目标。②长期目标：一般是在较长时间周期（数月或数年）内期望达到的最终康复目标。

（5）康复治疗的项目　包含内容如下。①物理治疗：包括运动治疗和物理因子治疗。运动治疗包括关节活动度训练、肌力训练、肌张力训练、平衡训练、步态训练等。物理因子治疗包括直流电疗法、低频电疗法、中频电疗法、高频电疗法、超声波疗法、红外线疗法、紫外线疗法、磁疗、热疗等。②作业治疗：包括日常生活活动能力的训练、职业技能的训练、认知功能的训练、辅助器具的使用训练。③言语治疗：包括言语障碍的治疗如失语症训练、构音障碍训练、吞咽障碍训练等，以及认知–言语障碍训练。④心理治疗：包括心理支持、认知行为治疗、团队心理治疗等。⑤传统康复治疗：包括针灸治疗、推拿治疗等。

（6）治疗部位 体表部位或者器官的名称。

（7）治疗方法和剂量 如进行高频电疗法时选择电极的大小、电极放置的位置，是采用无热量、微热量，还是温热量等。

（8）治疗频率和疗程 根据患者的病情、康复目标和身体耐受能力等因素确定治疗频率。

（9）注意事项 包括治疗过程中的不良反应及应对措施、患者在治疗过程中的自我管理要点、特殊患者的治疗禁忌和风险防范措施等。

（10）医师签名及处方开具日期等。

二、康复治疗记录

（一）概述

康复治疗记录是治疗师执行医师处方医嘱情况的记录。临床治疗工作中，物理治疗师、作业治疗师、语言治疗师和其他治疗人员均需要记录患者的评估及治疗经过，即将治疗流程或程序记录在案。在这些需要记录的文件中，常用的记录形式有描述形式、问题导向医疗记录（problem–oriented medical record，POMR）、SOAP（subjective– 主观资料；objective– 客观资料；assessment– 患者评估；plan– 计划）格式记录，以及功能性治疗结果报告（functional outcomes report，FOR）。其中，国际上最常用的记录格式是 SOAP 格式（图 4–2），在国内 SOAP 记录格式运用还相对较少，但随着我国不同治疗专业相继加入国际相关治疗师联盟，SOAP 记录格式使用也在各级各类医院康复医学科逐渐增加。

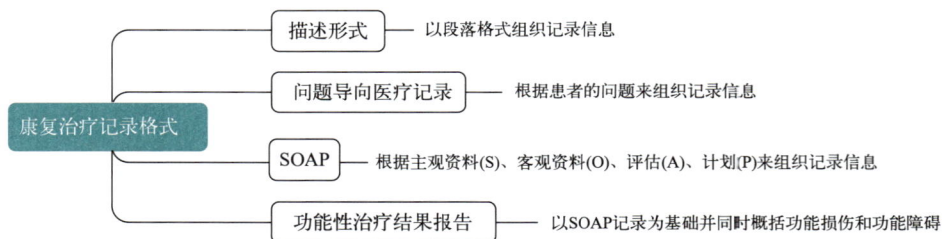

图 4–2　常用康复治疗文件记录格式

（二）目的和意义

在康复医疗工作过程中，治疗记录可以提供关于诊疗的合法性记录，协助医务工作者的沟通，并为临床研究提供信息来源。各国的法律都强制医疗机构向患者提供医疗记录，这些组织机构所出具的病历记录中包含了关于治疗记录的规定。所有的治疗人员都应该记录他们的治疗过程，其目的及意义在于以下几个方面。

1. 了解患者的治疗及管理方案

患者的治疗记录会纳入患者的医疗文书中，使得患者在任何与其治疗相关的问题出现时得到保护。同时也可确保治疗师的权益，鉴于康复治疗文件为医疗记录，属法律文书，在出现诉讼的情况下，医疗记录可以作为证据被采集，治疗师可能需要到法庭出庭作证或是以康复治疗

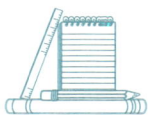

记录的内容作为证词。

2. 与其他医务人员交流

康复治疗记录内容包括检查结果、诊断、治疗师的评估、干预措施和结果、患者的预后、治疗师或患者对疗效的期待、预期目标等内容。如治疗过程中更换治疗师或者治疗环境，这些信息能够帮助其他治疗师为患者提供后续治疗，有助于治疗师之间的沟通。康复治疗记录对于其他参与患者治疗的医务人员也十分重要，比如内科医生、护士等医务人员，都需要通过查阅治疗记录了解患者的状况，因而治疗记录是跨学科交流的工具，目的在于使不同专业的医务人员能为患者提供一致的康复服务。患者出院后到康复中心或者其他康复治疗机构及场所就诊时，患者的相关信息可以通过康复治疗记录，提供给院外的医务人员，对患者后续治疗计划的合理制订有着不可估量的作用。

3. 体现治疗合理而且必要的证据

在临床实践中，治疗师在最初的记录中会证明服务的合理性和必要性。如康复治疗记录能提供客观、有比较的资料，来证明患者在向治疗计划中所设定的目标进步，可以有进一步支持后续或持续治疗的必要性或阐明需要停止的理由。

4. 改进质控

康复治疗记录中收集患者治疗的相关数据，根据预定的标准进行评估，所得结果可用于改进治疗过程或用于医务人员的继续教育和职业拓展活动。记录内容除了记录向患者提供的治疗，记录下患者对治疗的反应也是十分重要的，治疗的反应记录应当包括干预治疗对患者功能状态产生的积极或消极的影响。

5. 方便医疗赔付

在我国各地的医保部门或者保险公司的医疗赔付审查人员会依据医疗记录情况做出是否报销或者赔付的决定。康复治疗记录的质量和完整性会影响医疗赔付付费的过程。

6. 用作预后相关研究

准确的康复治疗记录可以帮助我们分析、研究患者预后。预后是指患者的最终结果，为了进行循证医学实践，在治疗领域，预后资料的搜集变得越发重要。例如，对于患者预后的分析能够帮助我们决定治疗干预的有效性。

7. 用于界定法律和伦理责任

康复治疗记录属于法律文书，所记录的任何信息都会成为法律文书的一部分。确保记录的准确、清晰，并能恰当、完整地反映患者的情况及诊治过程十分重要。患者的医疗记录可能会成为法庭证据。在对医护人员的起诉中，治疗记录是第一道防线。好的治疗记录可以终止法律诉讼，差的治疗记录会成为支持起诉的证据。

（三）内容

康复治疗记录是康复治疗过程中生成的一种书面文件，它全面、系统、准确地反映了患者在康复期间的各种关键信息。常见的康复治疗记录包括 SOAP 记录格式、叙述形式、问题导向医疗记录（POMR），以及功能性治疗结果报告（FOR）。

1.SOAP 记录格式

（1）主观资料（subjective） 治疗师在患者处获取的关于患者的损伤或者问题的所有相关信息，可由患者本人提供，也可由患者家属或者陪护人员提供（图 4-3）。

（2）客观资料（objective） 客观资料应该包括相关的测试与检查、患者近期的功能状态，以及当天所接受的康复治疗措施。在物理治疗方面应该包括日常性的治疗，例如力量训练、关

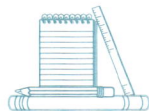

节活动度训练。作业治疗方面包括日常生活活动能力的训练、辅具使用的训练等。同时应该包括与其他医疗部门的合作，以及对患者与家属的康复教育等（图4-4）。

（3）患者评估（assessment） 关于患者存在功能问题的解释与印象方面，包括在评估部分（图4-5）。

（4）计划（plan） 根据主观资料、客观资料和患者评估设定治疗计划，包含基本计划、新增项目、出院计划等（图4-6）。

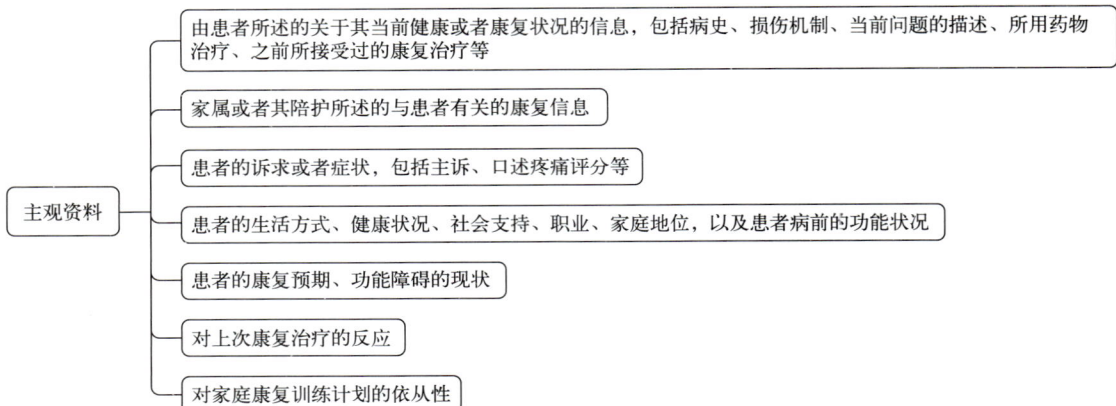

图4-3 主观资料

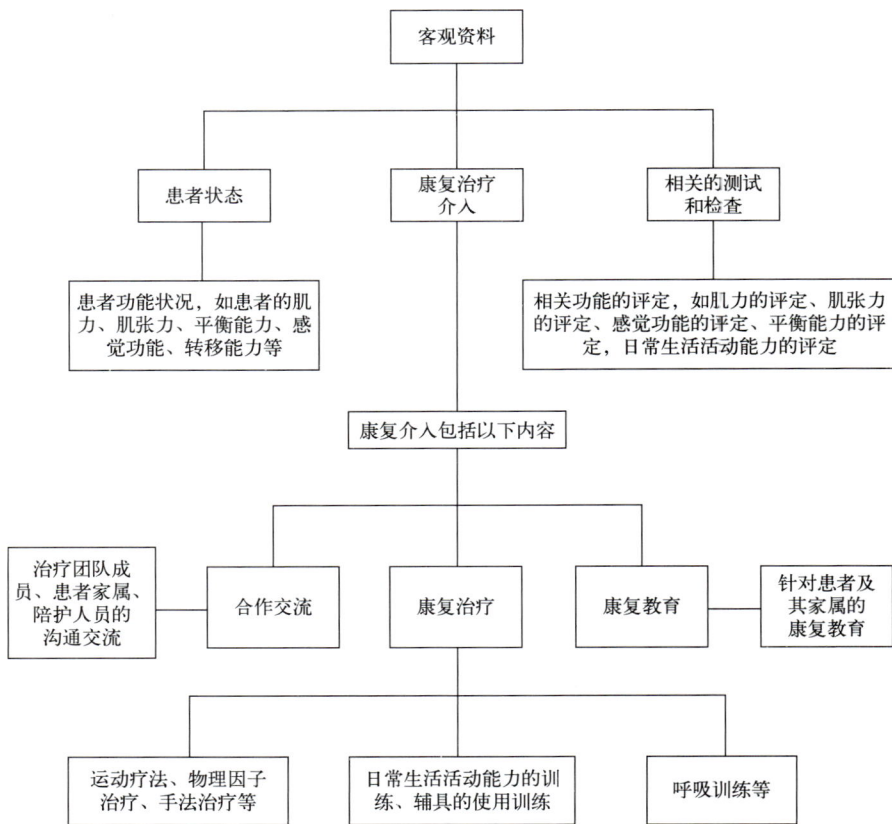

图4-4 客观资料

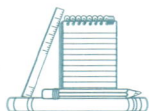

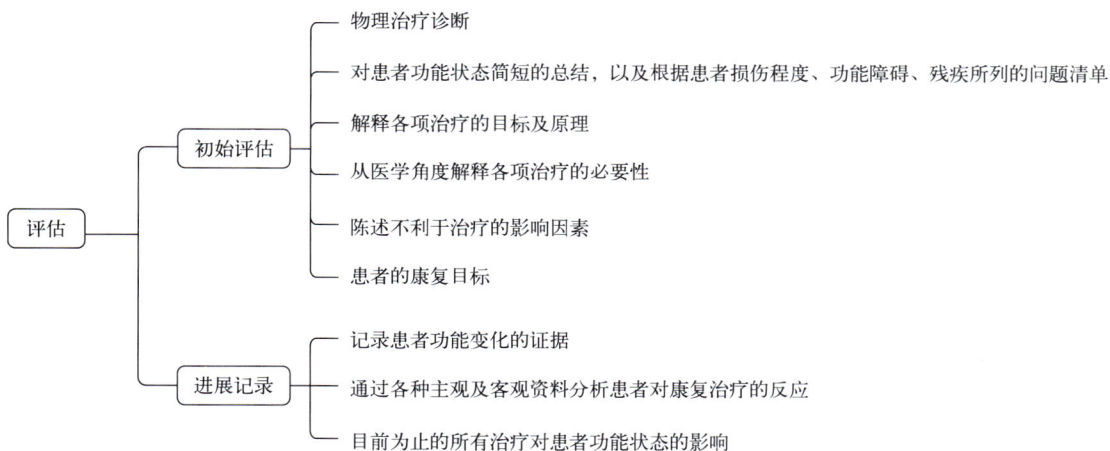

图 4-5　患者评估

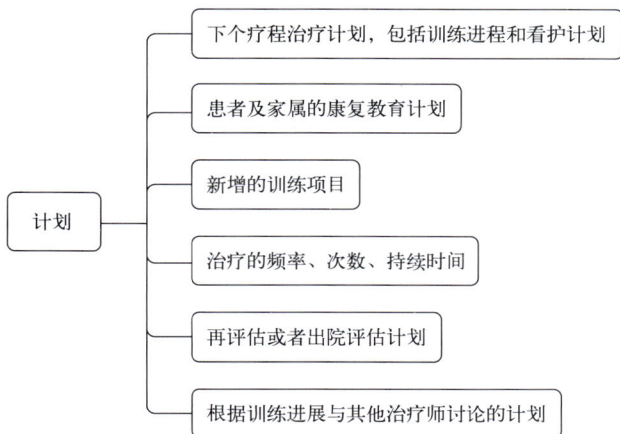

图 4-6　计划

　　一般来说，SOAP 记录应包括了患者所有功能障碍问题的信息。在记录的开头往往是问题部分。问题部分包括以下的信息：临床诊断、治疗回顾或者是在医疗记录中所获得的信息。SOAP 格式现已被广泛应用于临床康复治疗工作之中。与 POMR 一样，这种记录方式提供了结构性医疗信息，在使用这种格式的过程中应该根据主观资料和客观资料开展后续的评定和计划。

2. 叙述式记录格式

　　在叙述形式这种格式中，记录者通常会以段落形式记录患者的状况。叙述形式曾经是一种最受欢迎的记录格式，当记录那些按顺序发生的事件、与患者的简短交流、与其他提供治疗或看护服务者的对话或是一些需要详细解释的问题时，这个记录格式无疑是最好的。如果想生动地描述一个情景的细节时，叙述形式是最容易使用的。

3. 问题导向医疗记录格式

　　问题导向医疗记录是一种以患者为中心的结构性文件记录格式，在 POMR 中，第一页用于列举患者存在的问题。在后续的治疗中，会根据每个问题单独展开。治疗师将用以下的标题分别讨论每个问题的治疗手段：①主观资料（记录由患者叙述的各种症状与问题资料）。②客观资料（记录由治疗师执行的各项检查与测试的结果）。③印象（记录治疗师对患者及该问题的印象）。④治疗措施（记录当天或某时期对该特定问题所执行的治疗措施）。⑤治疗计划（记录对

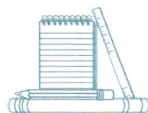

该问题的治疗计划）。通过这种记录形式，阅读治疗记录的人能分辨出针对不同问题所采取的不同治疗措施。POMR 的优点主要有以下几方面：①让医疗信息更有组织性与结构性。②对患者的问题以一个全面的列表形式呈现。③对患者每个问题的处理都有一个具体的计划。④治疗师如果对某个特定的问题感兴趣，可直接查阅该部分的记录，提高了信息交流的效率。⑤按时间顺序记录了每一个问题的干预治疗，能更好地展现问题解决过程。

4. 功能性治疗结果报告

功能性治疗结果报告在康复工作中的应用也日趋广泛。这种类型的格式将重点放在患者的功能上，清楚地阐明了患者的功能损伤与执行功能性活动的能力之间的关系。与其他格式的文件记录比较，非医学专业的人员能更容易读懂。近年来不少学者推荐将 FOR 与 SOAP 结合使用，临床实践中可通过在 SOAP 格式中添加以下内容以达到这个目的。

（1）客观资料部分清晰与客观地阐明患者的功能状态，包括患者的功能活动情况与机体损伤状况。

（2）评定部分：①只列出目前的治疗措施所针对的功能损伤。②详细描述机体损伤的改善是如何使功能得到提高的。③列出并发症。④治疗师在书写功能目标时应使用功能性术语。

（3）功能性目标：把当天进行治疗时所强调的功能性目标列在日常与进程记录的开头。

项目二   康复治疗的常用技术

一、物理治疗技术

物理治疗技术是指应用力、电、光、声、磁、冷、热等物理因素预防和治疗疾病的一种治疗技术。它包括运动疗法和物理因子疗法，是康复治疗技术的基本构成，也是康复医学的重要组成内容。

（一）运动疗法

运动疗法是以解剖学、生理学、运动学、生物力学和运动控制等为理论基础，利用力学因素，采用主动和（或）被动运动为治疗手段，通过改善、代偿和替代的途径，来纠正机体功能障碍，提高健康水平的一种治疗方法。

1. 关节活动技术

（1）定义   是利用各种方法来改善和维持关节活动度的运动疗法。

（2）训练方法   根据是否借助外力分为被动关节活动技术、主动－辅助关节活动技术和主动关节活动技术；根据是否使用器械分为徒手运动和器械运动两种。

1）被动关节活动技术   指患者完全不用力，完全依靠外力完成关节各个方向上可动范围内活动的方法，有利于改善血液循环，增强瘫痪肢体本体感觉，维持和改善关节活动范围，预防关节挛缩，为主动运动做准备。外力主要来自治疗师、患者健侧肢体或器械。其中，利用专门器械使肢体在无痛范围内进行持续较长时间的缓慢被动运动又称为持续性关节被动活动（continuous passive motion，CPM），可在关节损伤或炎症时早期应用且不引起损害，消除手术和制动带来的并发症。

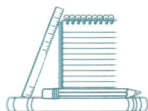

2）主动－辅助关节活动技术 指患者主动收缩肌肉力量不足，需借助一定外力共同完成的关节运动训练，外力可以是器械、悬吊、水的浮力，也可以由健侧肢体或治疗师提供。

3）主动关节活动技术 指在无外力辅助下，通过患者主动用力收缩肌肉完成的关节活动训练。当患者肌力≥3级时，可开展主动关节活动技术，如医疗体操、太极拳、日常生活活动训练等。

2. 关节松动技术

（1）概述 关节松动技术是在关节活动范围内由操作者完成的一种针对性很强的手法操作技术，是西方康复治疗技术的基本技能之一。关节松动技术主要用于治疗关节疼痛、关节活动受限或关节僵硬，与按摩（massage）、推拿（manipulation）一起构成治疗肌骨系统疾病的三大基本操作技术。由于澳大利亚的麦特兰德（Maitland）对这项技术的发展贡献较大，因此，也有将其称为 Maitland 手法或澳式手法。

知识链接

关节的生理运动与附属运动

生理运动是指关节在生理范围内完成的活动，如关节的屈、伸、内收、外展、旋转等。生理运动可以由患者主动完成，也可以由治疗师被动完成。附属运动是指关节在允许范围内完成的活动。附属运动是维持关节正常活动不可缺少的一种运动，一般不能通过关节的主动运动来完成，而需要其他人或健侧肢体的帮助才能完成。

人体的关节均存在附属运动，附属运动是产生正常生理运动所必需的。当关节因疼痛、僵硬而限制了活动时，其关节的生理运动和附属运动都有可能受到影响。如果生理运动恢复后，关节仍有疼痛或僵硬，则可能关节的附属运动尚未完全恢复正常。治疗时通常在增加关节的生理运动之前，先增加关节的附属运动；而关节附属运动的增加，又可以促进关节生理运动的增加。

（2）基本手法

1）摆动 摆动是关节的生理运动，其形式有屈、伸、内收、外展、旋转等，是骨的杠杆样运动，操作时要先固定关节近端，来回运动关节的远端。

2）滚动 滚动是构成关节的两骨接触面发生接触点不断变化的成角运动。滚动并不单独发生，一般伴随着关节的滑动和旋转。

3）滑动 滑动是构成关节的两骨面发生的一侧骨表面的同一个点接触对侧骨表面的不同点的成角运动。

4）旋转 旋转是指运动骨在静止骨表面绕旋转轴转动。关节不同旋转轴的位置亦不同。

5）分离和牵拉 分离和牵拉统称为牵引。当外力作用使构成关节两骨表面成直角相互分开时称分离；当外力作用于骨长轴使关节远端移位时称牵拉或长轴牵引。

（3）手法分级 Maitland 手法分级是以关节活动的可动范围为标准，根据手法操作时活动（松动）关节所产生的范围大小，将关节松动技术分为4级（图4-7）。

1）Ⅰ级：在关节活动的起始端，小幅度、节律性地来回松动关节。

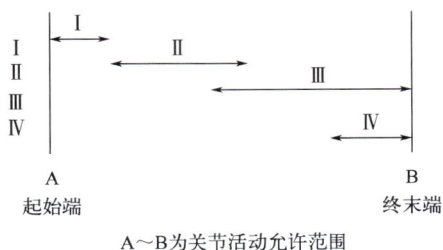

图 4-7 关节松动技术分级

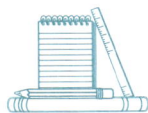

2）Ⅱ级：在关节活动允许范围内，大幅度、节律性地来回松动关节，但不接触关节活动的起始端和终末端。

3）Ⅲ级：在关节活动允许范围内，大幅度、节律性地来回松动关节，每次均接触到关节活动的终末端，并能感觉到关节周围软组织的紧张。

4）Ⅳ级：在关节活动的终末端，小幅度、节律性地来回松动关节，每次均接触到关节活动的终末端，并能感觉到关节周围软组织的紧张。

（4）手法应用　临床应用时，应根据患者病情选择手法分级。Ⅰ级、Ⅱ级用于治疗疼痛导致的活动受限。Ⅲ级用于治疗关节疼痛，并伴有僵硬。Ⅳ级用于治疗关节周围组织粘连、挛缩导致的关节活动障碍。当用于附属运动治疗时，Ⅰ级、Ⅱ级皆可选择。而用于生理运动治疗时，关节活动度必须达到正常范围的 60% 才可以应用，因此，一般选用Ⅲ级、Ⅳ级，极少用Ⅰ级。

3. 肌力训练

（1）定义　根据超量恢复原理，通过肌肉的主动收缩使肌肉产生适应性变化来改善或增强肌力的训练。

（2）训练方法　根据肌力大小分为传递神经冲动训练、助力训练、主动训练和抗阻训练；根据肌肉收缩形式可以分为等长运动、等张运动和等速运动。

1）肌力 0～1 级　可采用传递神经冲动训练，通过语言等方式引导患者通过自己的意念引发瘫痪肌肉主动收缩，增加患者大脑皮质运动区发出的神经冲动向周围传递，使瘫痪的肌肉诱发主动运动。

2）肌力 1～3 级　需借助外力进行助力训练，辅助力量随肌力水平的恢复不断调整。常见的方法有徒手助力训练、滑面上辅助训练、悬吊辅助训练、浮力辅助训练等。

3）肌力 ≥ 3 级　可进行主动抗重力训练或抗阻训练，抗阻训练过程中需渐进性增加阻力，使肌肉处于超负荷范围内，从而达到增强肌力的目的。此类训练可根据肌肉收缩形式分为等张抗阻力运动、等长抗阻力运动和等速运动。

4. 牵伸技术

（1）定义　牵伸技术是指运用外力（人工或器械）拉伸短缩或挛缩的软组织，恢复其伸展性，改善血液循环和本体感觉，调节肌张力，提高关节活动范围、缓解疼痛和预防运动损伤的技术。

（2）训练方法　根据牵伸力量来源和参与方式分为被动牵伸、主动牵伸和主动抑制等。

1）被动牵伸　又分为手法牵伸和机械牵伸。手法牵伸是由治疗师用力并控制牵伸方向、速度、强度和持续时间来增加紧张或挛缩的软组织的长度和关节活动范围的方法，为短时间牵伸的训练方法。机械牵伸是利用重锤、滑轮系统和夹板等机械装置持续给予患者小强度的外部力量，以便较长时间作用于缩短的软组织，产生治疗效果，牵伸时间可达 20 分钟或更多。

2）主动牵伸　又称自我牵伸，是患者利用自身重量完成的肌肉伸展性训练，牵伸强度和持续时间与被动牵伸相同。治疗师需正确指导患者处于固定而舒服的体位、合理调节牵伸参数进行自我牵伸。

3）主动抑制　是指患者在实施牵伸训练前，有意识地主动放松该肌肉，使肌肉收缩受到自己主动的抑制，使牵伸的阻力降低至最小。主动抑制只能放松肌肉收缩性结构，对结缔组织无效。主动抑制适用于神经肌肉支配完整，能自主控制的患者，对肌无力、痉挛或瘫痪等患者作用不大。训练方式包括收缩 – 放松、收缩 – 放松 – 收缩和拮抗肌收缩。

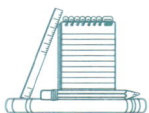

5. 牵引技术

（1）定义 牵引技术是指应用作用力与反作用力的力学原理，通过手法或器械对脊柱或四肢关节施加牵引力，使关节面发生一定的分离，牵伸周围软组织，从而达到治疗目的的一种方法。

（2）训练方法 根据治疗部位可将牵引分为脊柱牵引和四肢关节牵引，其中脊柱牵引又主要分为颈椎牵引和腰椎牵引。

1）颈椎牵引 目前在临床中常用微电脑控制的电动牵引装置提供牵引动力，其参数调节精确，操作方便，可选择持续牵引或间歇牵引。牵引体位有坐位或卧位；牵引角度可以采取中立位、前屈位或后伸位，临床需根据病变部位及患者颈椎曲度，选择最佳角度；牵引重量应根据目标和患者耐受程度选择，首次牵引可从 7% ～ 10% 体重开始，2 ～ 3 日递增 1kg，当症状改善后，维持该重量直至症状消失，最大重量不超过 20kg；牵引时间通常为每次 15 ～ 30min，每日 1 ～ 2 次，10 ～ 12 次为 1 个疗程。

2）腰椎牵引 又称为骨盆牵引，采用电动牵引装置提供牵引动力，做持续或间歇的腰椎牵引。牵引体位可取仰卧位或俯卧位；牵引角度根据症状部位和临床表现进行选择，当腰椎上段病变时可采取双下肢伸直平卧位牵引，当腰椎下段病变时可以采取屈髋屈膝 90° 位牵引；牵引重量从自身体重的 30% 左右开始，3 ～ 5 日递增 3 ～ 5kg，最大不能超过体重；牵引时间通常为 20 ～ 30min，每日 1 ～ 2 次，2 周为 1 个疗程。

6. 呼吸训练

（1）定义 呼吸训练是指通过重建正常的呼吸模式，提高呼吸肌功能，改善肺通气，促进排痰和痰液引流，减轻呼吸困难，提高肺功能的训练方法。

（2）训练方法 常见的训练方法有腹式呼吸训练、缩唇样呼吸训练、咳嗽训练、体位引流等。

1）腹式呼吸训练 又称膈肌呼吸，强调以膈肌运动为主的方法，以改善异常呼吸模式，有效减少辅助呼吸肌群的使用，提高呼吸效率。患者仰卧位或坐位（前倾倚靠位），肩部和上胸部、腹部放松，经鼻缓慢深吸气，隆起腹部，呼气时缩唇将气缓慢吹出，同时收缩腹肌，促进横膈上抬，把气体尽量呼出。重复上述动作 3 ～ 4 次后休息，不要让患者过度换气。

2）缩唇式呼吸训练 指吸气时用鼻子，呼气时将口收拢为吹口哨状，慢慢呼气的方法。此方法气道的内压高，能防止气道过早塌陷，从而改善呼气过程，减少肺内残气量。

3）咳嗽训练 深吸气，吸气量至少达到肺活量的 60%；短暂的闭气以使气体在肺内充分分布；关闭声门以进一步增加气道中的压力；增加腹内压来进一步增加胸膜腔内压；声门突然打开，形成由肺内冲出的高速气流，促使分泌物移动，随咳嗽排出体外。

4）体位引流 是利用重力使分泌物由小气道流向大气道的气道廓清技术。根据病变部位采用不同的引流体位，使被引流的肺段处于肺门上方，使病变部位痰液在自身重力作用下向主支气管流动，以更好地排出。

7. 体位转移技术

（1）定义 是人体从一种姿势转移到另一种姿势的过程，如翻身、卧坐转移、坐站转移等。

（2）训练方法 根据转移时力量的来源，体位转移可以分为独立转移、辅助转移和被动转移，下面我们将以偏瘫患者为例介绍由卧位到床边坐位训练。

1）独立从健侧坐起 健侧卧位，健腿插入患腿下，用健腿将患腿移到床沿下；患者用健侧前臂支撑自己的体重，头、颈和躯干向上方侧屈；换用健手支撑，慢慢坐起，完成床边坐起并

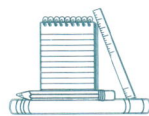

保持平衡。

2）独立从患侧坐起　患侧卧位，用健手将患臂置于胸前，健腿插入患腿下，用健腿将患腿移到床沿下；健侧上肢跨过胸前置于床面上支撑，头、颈和躯干向上方侧屈起身；坐直，调整好姿势。

3）辅助坐起　患者侧卧位，屈髋屈膝，治疗师站在床边面向患者；治疗师先将患者双小腿移至床边悬垂，上方手托起患者肩部，下方手同时下压患者双膝；治疗师抬起患者的肩部，以患者骨盆为轴扶正患者躯干坐起。在转移过程中，鼓励患者使用健手支撑。

8. 平衡训练

（1）定义　针对影响平衡能力的关键因素，提高人体平衡能力的训练方法。

（2）训练方法　训练应以患者平衡功能的评定结果为基础，根据平衡功能障碍的情况，选择适合患者的训练方法，严格遵守安全性、循序渐进、个体化和综合性训练的原则。

1）Ⅰ级平衡训练　指在不受外力和无身体动作的前提下能维持身体重心稳定的训练，患者通过协调躯干肌肉来维持身体稳定。可先从比较稳定的体位开始，逐步过渡到不稳定体位。开始时需要有人在身旁保护，逐步过渡到无保护独立完成。

2）Ⅱ级平衡训练　一般在患者能够完成Ⅰ级平衡的基础上进行。指患者在平衡范围内独立完成身体重心各个方向的转移，如躯干屈曲、伸展、侧倾、旋转等运动，并保持平衡的训练，训练过程中可以通过增加自主运动的范围，或者在运动中增加阻力的方式来提高训练难度和强度。

3）Ⅲ级平衡训练　一般在患者具有较好的Ⅱ级平衡的基础上进行。指可以抵抗外力保持身体平衡的训练。治疗师给予患者不同方向和强度的外力来干扰患者平衡，如进行抛接球训练、平衡板训练等，借此来训练患者对抗外力干扰维持平衡的能力。

9. 协调训练

（1）定义　指恢复患者平稳、准确、高效的运动能力的训练方法。是让患者在意识控制下，训练其在神经系统中形成预编程序，形成自动的、多块肌肉协调运动的记忆印记，从而使患者能够随意再现多块肌肉协调、主动运动形式的能力。

（2）训练方法　协调训练应从简单的单侧动作开始，如上肢、下肢和头部单一轴心方向的运动，然后逐步过渡到比较复杂的动作，如双侧上肢（或下肢）同时动作、上下肢同时动作、上下肢交替动作等。可以先做容易完成的大范围、快速的动作训练，熟练后再做小范围、缓慢动作的训练。上肢和手协调训练应从动作的正确性、反应速度较慢、动作节律性方面进行。下肢协调训练主要采用下肢各方面的运动和各种正确的行走步态训练。有些项目可以先睁眼训练，功能改善后闭眼训练，如指鼻训练、对指训练等。每一动作重复 3～4 次。

10. 步行训练

（1）定义　是在步态分析的基础上，恢复独立或者辅助步行能力的锻炼方法。

（2）训练方法　当患者出现步行功能障碍时，我们优先考虑通过训练矫治异常步态，改善步行能力；当无法改善时，可通过辅助器具进行代偿或替代。

1）基础训练　主要针对关节活动受限、肌肉软弱无力、平衡协调障碍等进行的训练。包括体位适应性训练、下肢关节活动度训练、躯干和下肢肌力训练、耐力训练、坐位和站立位平衡训练、协调训练、感觉训练等。对于由中枢神经系统损伤引起的偏瘫步态、剪刀步态等异常步态的矫治是一个较为复杂而困难的问题，在训练前需要进行全面的步态分析，找出异常步态的原因和机制，从而采取针对性的训练来改善步态。

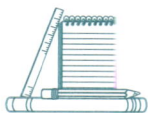

2）辅助器具使用　对于需要使用助行器、拐杖等辅助器具的患者，需要根据患者的需要选择合适的辅助器具，然后根据患者的功能情况选择合适的步行步态。助行器特别适用于上肢运动功能良好但下肢运动功能障碍较重或平衡功能相对较弱的患者，可辅助患者初期的步行训练，为患者使用腋拐或手杖做准备。助行器的操作方法：用双手分别握住助行器两侧扶手，提起助行器向前移动约一步距离后，迈出患侧下肢，再移动健侧下肢跟进，如此反复前进。腋拐适用于双下肢支撑能力大于 50% ～ 80% 体重，或一侧下肢肌力正常，另一侧完全无支撑力。使用腋拐步行主要包括拖地步行、摆至步、摆过步、四点步、两点步和三点步。手杖适用于下肢支撑能力超过 95% 的体重，可独立步行，但稳定性不够的患者。使用手杖步行包括三点步行和两点步行。

11. 神经发育学疗法

神经发育学疗法（neurophysiological therapy，NPT）又称神经生理学疗法，是通过总结实际的临床经验并经理论证明，逐渐形成的以运用神经生理学、神经发育学的基本原理和法则来改善中枢神经系统损伤后运动障碍的一类康复评定与治疗技术，又称易化技术或者促通技术。常用的 NPT 技术为 Bobath 技术、Brunnstrom 技术、Rood 技术、本体感觉神经肌肉促进技术（PNF 技术）等。

（1）Bobath 技术　是针对中枢神经系统损伤引起的姿势张力、运动及功能障碍患者，给予每个病例进行具体的康复评定与治疗的一种解决问题的方法。其以运动控制为核心，为临床实践提供了理论框架。治疗目标是改善姿势控制与选择性运动，从而最大限度地引出功能恢复。本方法遵循以下治疗原则：主要应用于脑瘫和脑卒中患者的治疗；在不牺牲患者参与个人日常生活的权利下，通过修正不正确的协调运动模式，控制不必要的动作与运动；促进日常生活动作所需的正常且适宜的肌肉活动，减少异常的肌肉运动形式所导致的影响，控制痉挛产生的过度肌紧张，配合治疗师积极地参与治疗；治疗中不仅考虑运动方面的问题，同时强调感觉、知觉及环境对动作的影响，需要多角度、多方位地治疗；把运动控制障碍的治疗作为一种管理（24h 管理）来实施。

（2）Brunnstrom 技术　在中枢神经系统损伤初期，利用姿势反射、联合反应、共同运动等异常运动模式来诱发运动反应，然后再把异常运动模式逐步修整成功能性运动，以恢复运动控制能力的方法。在偏瘫患者迟缓期通过对健侧肢体施加阻力引出患侧肢体联合反应或共同运动，出现痉挛后再利用紧张性迷路反射和紧张性颈反射等抑制性技术来抑制痉挛，促进分离运动，最后达到随意完成各种运动。

（3）Rood 技术　又称多种感觉刺激技术，是利用温、痛、触、视、听、嗅等多种感觉刺激，促进或抑制感觉通路上的兴奋性，诱发出有目的的较高级的运动模式。其强调有控制的感觉刺激，按照个体的发育顺序，利用运动来诱发有目的的反应。该技术多应用于脑瘫、偏瘫及其他运动控制障碍的脑损伤患者的康复治疗中。

（4）PNF 技术　是利用牵伸、关节挤压和牵引、施加阻力等本体感觉刺激，结合视觉刺激和治疗师的口令，应用螺旋、对角线状运动模式来促进运动功能恢复的一种治疗方法。通过本体感觉刺激促进肌肉收缩、增强肌力和关节稳定性、提高运动协调性、增加关节活动度、促进功能活动。本方法基于所有人都存在尚未开发的潜能，治疗师通过刺激诱发出潜能。治疗的主要目的是帮助患者达到最高功能水平。本方法广泛应用于骨科和多种神经疾患的康复治疗。

12. 运动再学习技术

运动再学习技术（motor relearning programme，MRP）是以生物力学、运动科学、神经生理

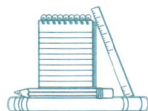

学、行为科学等为理论基础，以任务或功能为导向，在强调患者主观参与和认知重要性的前提下，着重按照运动学习的信息加工理论和现代运动学习的方法，对患者进行再教育并重新学习以恢复其运动功能的一种方法。它是把中枢神经系统损伤后恢复运动功能的训练视为一种再学习或重新学习的过程。MRP 由 7 部分组成，包括了日常生活中的基本运动功能：上肢功能、口面部功能、从仰卧到床边坐起、坐位平衡、站起与坐下、站立平衡和步行。每一部分一般以 4 个步骤进行：分析作业、练习丧失的成分、练习作业和训练的转移。在训练中要限制不必要的肌肉活动，重视反馈对运动的控制。主要应用于脑卒中、脑外伤等脑损伤患者。

（二）物理因子疗法

物理因子疗法又称理疗，是以电、光、声、磁、冷、热等物理因子作用于人体，产生局部或全身的生理效应，达到预防和治疗疾病目的的方法。

1. 电疗法

应用电治疗疾病的方法称为电疗法。根据使用电流类型的不同，可分为直流电疗法和交流电疗法，其中交流电疗法根据电流频率不同又分为低频电疗法、中频电疗法和高频电疗法。

（1）直流电疗法　电流方向和强度不随时间改变的电流为直流电，将低电压、小强度的平稳直流电通过人体一定部位治疗疾病的方法称为直流电疗法。当直流电经皮肤通过人体时，机体体液中的离子、胶体粒子（蛋白质）和水分子朝一定方向移动，出现电解、电泳和电渗等理化反应，从而引起机体相应的生理反应，改善病理生理过程，以达到治疗疾病的作用。直流电可扩张局部小血管，促进血液循环，改善组织营养，消散炎症，软化瘢痕，调节神经系统兴奋性，促进骨折愈合等。借助直流电将药物离子通过皮肤、黏膜或伤口导入体内治疗疾病的方法称直流电药物离子导入疗法。根据"同性相斥、异性相吸"的原理，利用直流电能将药物离子经皮肤导入体内并保持原有的药理性质，发挥直流电和药物的双重作用。阳离子只能从阳极导入，阴离子只能从阴极导入。临床中直流电与直流电药物离子导入疗法适用于周围神经炎、慢性关节炎、慢性炎症感染、血栓性静脉炎、瘢痕、粘连、骨折延迟愈合等的治疗。

（2）低频电疗法　指应用频率在 1kHz 以下的脉冲电流治疗疾病的方法。低频电流作用于人体无明显的电解作用，对感觉神经和运动神经有较强的刺激作用，无明显的热作用。低频电疗法具有兴奋神经肌肉、促进血液循环和代谢、镇痛等作用。临床常用的低频电疗法包括神经肌肉电刺激疗法、感应电疗法、功能性电刺激疗法（FES）、经皮神经电刺激疗法（TENS）、间动电疗法等。

（3）中频电疗法　指应用频率为 1 ～ 100kHz 的脉冲电流治疗疾病的方法。中频电作用于人体阻抗明显低于低频电，无电解作用，对神经肌肉有兴奋作用。中频电疗法具有促进局部血液循环、镇痛、消炎、软化瘢痕、松解粘连、兴奋神经肌肉组织等作用。临床常用的中频电疗法包括等幅中频电疗法（音频电疗法）、调制中频电疗法、干扰电疗法等。

（4）高频电疗法　指应用频率为 100kHz ～ 300GHz 的高频电流治疗疾病的方法。高频电作用于人体不产生电解，对神经肌肉没有兴奋作用，通过人体时能在组织内产生温热效应和非热效应。温热效应可改善血液循环、镇痛、消炎、降低肌张力、加速组织生长修复、提高免疫力。非热效应是机体无组织温度明显升高，没有温热感觉，却有明显的生物学效应，可控制早期急性炎症、加速组织生长修复、提高免疫力。临床常用的高频电疗法包括短波疗法、超短波疗法和微波疗法。

2. 光疗法

利用人工光源或日光防治疾病的方法称光疗法。临床常用的光疗法包括红外线疗法、紫外

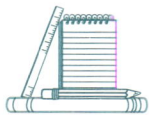

线疗法、可见光疗法、激光疗法。

（1）红外线疗法　应用波长在760nm～400μm的红外线治疗疾病的方法是红外线疗法。其辐射人体组织后主要产生热效应，因此有热射线之称。其治疗作用主要有缓解肌肉痉挛、镇痛、消炎、促进组织再生、减少烧伤创面渗出等。红外线疗法用于亚急性及慢性损伤，如肌肉劳损、扭伤、挫伤、关节炎、神经痛、压疮、肌痉挛等。

（2）紫外线疗法　应用波长180～400nm的紫外线治疗疾病的方法称紫外线疗法。其作用机制主要是光化学效应，又有光化学线之称。紫外线能消炎、止痛、促进伤口愈合、杀菌、抗佝偻病、促进皮肤色素沉着、增强免疫力。

（3）可见光疗法　应用波长在400～760nm的可见光治疗疾病的方法称可见光疗法，常用的有红光疗法和蓝紫光疗法。红光的生物学作用以温热效应为主，有增强血液循环、改善组织营养、消炎、镇痛、缓解肌肉痉挛等作用。蓝紫光的生物学作用以光化学作用为主，常用于治疗新生儿高胆红素血症。胆红素对波长420～460nm的蓝紫光吸收最强，经光化学作用分解成水溶性低分子化合物，从尿液排出。

（4）激光疗法　激光是受激辐射的光放大而产生的光，应用激光治疗疾病的方法为激光疗法。激光的生物学效应主要有热效应、压强效应、光化效应和电磁效应。低强度激光具有消炎、镇痛、促进组织修复、调节神经及免疫功能和"光针"作用。高强度激光产生的高能、高温、高压的电磁场作用和烧灼作用，可对病变组织进行切割、凝固和汽化，用于组织止血、黏着、焊接或切割、分离。

3. 超声波疗法

使用频率在20kHz以上的机械振动波，即超声波治疗疾病的方法是超声波疗法。超声波作用于人体，对细胞产生细微的"按摩"机械作用，可改善组织营养、促进血液循环、加强新陈代谢、镇痛、松解粘连、软化瘢痕、杀菌等；超声波作用于人体，组织会吸收声能转变为热能，这种"内生热"可以使组织局部血液循环加快，改善细胞缺血、缺氧状态，降低肌张力，减轻或缓解疼痛，改善结缔组织延展性；超声波作用于人体，基于机械作用和温热作用，可激发许多物理化学的变化，如空化作用，氢离子浓度的改变，对酶活性、蛋白质合成产生影响，弥散作用，触变作用和对自由基产生影响等。

4. 磁疗法

应用磁场作用于人体穴位、患处或者全身以治疗疾病的方法称磁疗法。磁场作用于人体可以改变生物电流与磁场的大小和方向，影响体内酶的活性与新陈代谢过程，还能通过对穴位的刺激影响经络而发挥治疗作用。磁场具有止痛、消炎、消肿、镇静、催眠、降血压、修复组织损伤、软化瘢痕、促进骨折愈合、止泻和缩小或消除良性肿瘤的作用。

5. 水疗法

以水为媒介，用不同温度、压力、成分的水，以不同方式作用于人体，来预防和治疗疾病的方法称水疗法。水作用于人体会产生温度刺激作用、机械作用和化学作用。水疗的种类繁多，按温度分类有热水浴、温水浴、不感温水浴、低温水浴和冷水浴；按压力分类有低压淋浴、中压淋浴、高压淋浴；按成分分类有汽水浴、药物浴、海水浴等；按作用部位分类有局部水疗、全身水疗；按作用方式分类有擦浴、冲洗浴、浸浴、淋浴等。

6. 传导热疗法

以各种热源为导热体将热能直接传递给机体以治疗疾病的方法为传导热疗法。常用的传热介质有热气流、泥、石蜡、地蜡、坎离砂等，其来源广泛，设备简单，操作、应用方便，疗效

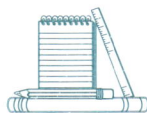

较高，在各种医疗机构中或患者家庭中都能进行治疗。传导热疗法除了各种传热介体的温热作用，某些介体尚有机械和化学刺激等综合因素作用，可以达到治疗疾病的目的。常用的有石蜡疗法、湿热敷疗法、蒸汽熏蒸疗法等。医用石蜡热容量高、导热性小、蓄热性好，是理想的传导热源，此外石蜡良好的可塑性、黏滞性和延展性能对组织产生机械压迫作用，可促进温热向深部组织传递。利用加热熔解的石蜡作为导热体将热能传递至机体以治疗疾病的方法称石蜡疗法，包括蜡饼法、浸蜡法、刷蜡法等。

7. 冷疗法和冷冻疗法

应用比人体温度低的物理因子（冷水、冰等）刺激皮肤或黏膜以治疗疾病的方法称为低温疗法。而运用低于体温与周围空气温度、高于 0℃ 的低温治疗疾病的方法为冷疗法。运用 0℃ 以下低温治疗疾病的方法称冷冻疗法。其中低于 –100℃ 的治疗为深度冷冻疗法。冷刺激具有降温、止血、减少渗出、消肿、镇痛、缓解肌肉痉挛等作用。常用的技术包括冷敷、冰水浴、冷吹风、冷气雾喷射等。临床可用于高热、中暑、急性扭挫伤、关节炎急性期、软组织感染早期、骨关节术后肿痛、肌肉痉挛、出血等。

8. 生物反馈疗法

是一种应用电子仪器将人们正常或异常的生理活动信息转变为可以被人感觉到的信息，如可识别的光、声、图像、曲线等信号，再让患者根据这种信号学会控制其自身的不随意的或不能感受到的生理活动，以达到调节生理功能及治疗某些身心性疾病的目的。人体内的皮肤温度、肌电活动、脑电活动、血压、心率、血流量等，一般很难被感知和控制。生物反馈疗法能加强机体对体内信息的直接感知，再通过学习和训练对过强或过弱的生理病理状态进行矫正，使之正常化。利用生物反馈仪进行训练的目的，在于增强患者对机体内部的自我感知能力，达到有意识控制内环境、调节机体和治疗疾病的目的。生物反馈仪实际是学习和训练的工具，不是一个单纯的治疗仪。常用的生物反馈类型包括肌电生物反馈、手指温度生物反馈、心率生物反馈、血压生物反馈和脑电生物反馈等。

二、作业治疗技术

（一）概述

1. 基本概念

作业是指工作、职业、消遣、日常事务，是指与时间、能量、关心与注意目标指向性有关的活动，也指为达到某一目的而进行的一系列身体活动。在治疗学里，作业是人们为了生存每天要进行的多方面的活动，是作业活动的总称。通过身体与精神方面作业活动的完成，可使作业活动者在生理、心理、社会适应等方面产出相应的成果或价值。作业没有特定的形式，只要满足人类"有意义"的任何活动都可以视为作业。

作业治疗是指协助残疾者和患者选择、参与、应用有目的和有意义的活动，以达到最大限度地恢复躯体、心理和社会方面的功能，增进健康，预防能力的丧失及残疾的发生，以发展为目的，鼓励他们参与及贡献社会。

作业活动是指作业治疗中所使用的活动。随着作业治疗实践活动的不断开展，作业活动的含义也随着作业科学的发展不断被赋予许多新的内涵。目前，作业治疗使用的活动包括以下几类。

（1）自理活动 是维持日常生活所必需的基本活动，包括个人卫生、衣食住行、交流和家务活动等，其目的是维持日常生活和健康。

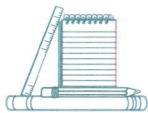

（2）生产性活动 是指能创造价值的工作活动，包括工艺和园艺活动，如纺织、泥塑、陶器制作、刺绣、种花、植树等，通过从事这些活动，可以生产出产品，目的在于使患者获得一定的技能，即使产品质量低劣，甚至完全无用，也能让患者得到心理满足。

（3）娱乐或休闲类活动 如听音乐、下棋、集邮、种花、看电视、打球、游戏等。这类活动主要在闲暇时间进行，其目的在于满足个人兴趣爱好，消遣时间，保持平衡的、劳逸结合的生活方式。

（4）教育性活动 主要针对青少年患者，使其在治疗的同时获得受教育的机会。如各类教学活动、唱歌、跳舞等。

（5）矫形器具和假肢训练 针对穿戴支具的患者进行作业治疗，目的在于熟练掌握支具穿戴方法和充分利用支具来完成各种生活或工作。

知识链接

世界作业治疗师联合会 (WFOT)

WFOT 成立于 1952 年，是作业治疗领域唯一的全球性组织，最早由来自美国、加拿大、丹麦、英国、南非、瑞典、澳大利亚、新西兰、以色列、印度十个国家的作业治疗协会或组织联合发起成立。1959 年 WFOT 与 WHO 建立了正式关系，1963 年 WFOT 被联合国认定为非政府组织 (NGO)。WFOT 的使命是促进全球作业治疗协会、治疗师和其他相关专业团体之间的国际合作；推动作业治疗的实践与标准；帮助维护道德规范，增进行业权益；促进治疗师与学生的国际交流与就业；促进治疗师的教育与培训和主办国际性会议；出版专业杂志等。从 2010 年起，WFOT 将每年的 10 月 27 日设定为"世界作业治疗日"(World Occupational Therapy Day)。

作业活动是作业治疗的核心。作业活动既是作业治疗的治疗手段，也是作业治疗康复的目标。

2. 作业治疗的作用

作业治疗的主要目标是改善患者生活自理能力，帮助患者恢复或取得正常的、健康的、有意义的生活方式和能力。其具体治疗作用包括以下几个方面。

（1）促进身体功能的恢复 主要包括肌力、耐力、关节活动度、柔韧性、协调性和灵活性等身体功能，以及知觉、认知等心理功能的恢复。

（2）促进职业能力的恢复 伤残者、慢性病患者和急性病恢复期患者正常生活和工作能力的恢复，必须经过一段时间的调整和适应，作业治疗是恢复他们适应能力的最好方式。

（3）促使残存功能最大限度地发挥 鼓励患者利用残存功能进行作业活动，可以预防肌肉萎缩、减轻或预防畸形等并发症的发生，提高生活自理能力。

（4）调节心情，改善精神状况 通过作业治疗可以调节患者情绪，放松精神，减轻残疾者和患者的抑郁、恐惧、愤怒、依赖等异常心理和行为，帮助他们树立康复的信心，使其更好地配合康复治疗，提高康复疗效。

（5）增加就业机会 就业前功能评估与测试，可以帮助患者确定适合的工种，根据患者实际情况进行职业技能训练，有助于增加患者就业机会，使其更好地重返家庭和社会。

总之，作业治疗从患者的需要和个人功能的潜力出发，通过作业训练和治疗使之逐步适应家庭和社会环境，通向回归社会的彼岸。作业治疗是联系患者与家庭、社会的纽带，是患者由

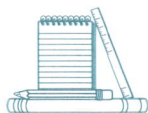

医院走向社会的桥梁。

3. 作业治疗的步骤

（1）收集资料　收集有关患者年龄、性别、职业、诊断、病史、用药情况、文化程度、价值观念、社会经历、个人爱好、家庭状况、生活环境、护理记录，以及目前所存在的问题等资料，对患者有大概了解。随后，对患者进行有目的的功能评定，确定患者目前的功能水平、病程阶段等。最后，与患者及其家属沟通，确认所收集的资料，了解患者康复需求、学习接受能力、参与治疗的积极性等。

（2）康复评定　综合分析所收集的资料，列出患者主要的功能障碍，分析引起功能障碍的原因及影响功能恢复的各种可能因素，了解患者残存的功能情况，预测出可能恢复的程度，判断预后。

（3）确定治疗目标　在评定结果的基础上，结合患者的康复意愿，制定合适的治疗目标。治疗目标包括长期目标和短期目标。长期目标是指患者功能水平最大限度的恢复状态，短期目标是经过短期治疗可提高或改善的功能。确保患者物理治疗和作业治疗的目标一致。

（4）制定作业治疗方案　完整的作业治疗方案应包括治疗目标、治疗项目、治疗方法、治疗强度、治疗时间、治疗频率及注意事项等内容。根据患者残存功能、预期目标和可能出现的继发性畸形或挛缩，制定一个包括预防对策在内的、为达到预期目标的治疗程序，并对每一个近期目标提出具体的作业治疗方法。

（5）进行作业治疗　根据作业治疗方案，指导患者进行日常生活活动能力训练、辅助器具的使用、职业康复等。训练中，最重要的问题是安全。患者在一天中的活动安排也很重要。

（6）定期评定以调整治疗方案　按治疗初期制定的作业治疗处方或方案进行治疗后，患者可能逐步康复，也可能出现与预期目标不一致的结果，因此，在作业治疗过程中，需定期对患者功能进行评定，并与原来的评定结果进行对比，以观察现在用的治疗方案是否恰当。如未能实现预期目标，要仔细分析原因，及时对治疗方案或者治疗处方进行调整或修正。

（7）确定康复后出院去向　作业治疗师应全面考虑患者出院后的去向及需求，针对患者的意愿提出有效的意见与建议。

4. 作业治疗的理论基础

作业治疗的理论来源于对作业活动的解释，以及作业活动和人类健康的关系。

（1）作业活动与生活的关系　人类的生活主要由作业活动构成。作业活动对人来说就像食物和水一样，是人们每天重复做的被赋予价值与意义的活动。自理、工作、休闲或娱乐形成了每天生活的主要内容，使人们在日常生活中保持良好的作业平衡。作业活动在不同的人生阶段有不同的演变，包括婴儿期、学龄前后期、儿童期、青年期、成年期、老年期。

（2）作业活动与个人角色的关系　人类通过作业活动建立个人的社会地位，角色通过个人活动与努力而获得，个人通过共同的活动找到认同感和归属感，通过在活动中的成就显示身份与地位。

（3）作业活动与健康的关系　人类具有作业的本能，通过作业活动可以增进自己的健康，如果作业本能不能够得到满足，人类自身就会在精神方面及躯体方面出现问题，有损于健康。

（4）作业活动与环境的关系　环境分为人类环境、非人类环境及文化环境，每个人身处同一环境中的表现都会有所不同，即使同一个人，身处同一环境，都会因时间不同而有不同的表现，因此处境是影响作业的重要外在因素。

（5）作业活动与社会文化素质的关系　社会文化素质表明了个人的生活模式及其附加的意

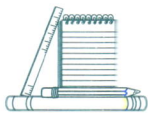

义、理念，作业活动者的文化背景及社会背景也会影响到其作业活动的进行情况。

（二）常用作业治疗方法

作业治疗的治疗方法很多，强调在患者进行作业活动时要对其进行教育、指导和训练，必要时用辅助器具辅助。常用的作业治疗方法如下。

1. 日常生活活动（ADL）能力训练与指导

训练患者用新的活动方式、方法和（或）用辅助器具及合适的家用设施完成日常生活活动（如穿脱衣物、使用餐具进食、个人卫生、移动、如厕等）、家务活动（如烹饪、洗衣服、家具布置、整理房间、家用电器的使用、幼儿的喂养和抚育、照顾老人等）、社区活动（如购物、交通等），并教会患者在活动中如何省力、如何节约体能、如何对家用物品进行改造、如何订购和使用自助具等，以达到生活的完全自理。

2. 治疗性作业活动

包括手工艺类作业活动（编织、剪纸、十字绣、粘贴等）、艺术类作业活动（音乐、舞蹈、绘画、书法等）、生产类作业活动（木工、金工、皮革、制陶等）、体育类作业活动（篮球、乒乓球、飞镖等）、园艺类作业活动（花木种植、花木欣赏等）、治疗性游戏类作业活动（棋类、牌类、智力拼图、电脑游戏等）、其他治疗性作业活动（砂磨板作业、滚筒作业等）。治疗性作业活动可防止患者功能障碍和残疾的加重，促进人体身心健康，维持或改善功能，从而提高患者生活质量，并帮助患者学会一定的生产技能，为将来重返生产岗位做准备。

3. 辅助技术服务

为有运动障碍的患者提供定制或购买自助器具的咨询，并指导和教会患者使用这些器具，以使患者在器具的帮助下完成日常生活活动，如梳洗、剪指甲、穿脱鞋袜、备餐、进食、洗澡、步行等。

4. 感觉和认知功能训练

进行触觉、实体觉、运动觉、注意力、记忆力、理解力、复杂操作能力、计算能力、逻辑思维能力等方面的训练。

5. 环境咨询与指导

根据功能障碍的严重情况，为患者提供有关出院后住宅条件的咨询（包括进出通路、房屋建筑布局、设备等），提出合理的改造意见。

6. 职业技能训练

根据患者的年龄、性别、技能、专长、兴趣、目前的功能状况及预后、就业的可能性等，向患者提供有关的就业意见和建议，并选择适合患者情况的作业活动进行训练，以帮助患者恢复基本的劳动和工作技巧，改善和提高职业能力，促进其回归社会。

7. 其他

矫形器和假肢的应用与训练、压力治疗、卫生教育等。

（三）作业治疗的临床应用

1. 适应证

（1）神经系统疾病　脑卒中、颅脑损伤、脊髓损伤、阿尔茨海默病、周围神经损伤等。

（2）肌肉骨骼系统疾病　骨折、关节炎、关节置换术后、颈椎病、腰椎间盘突出症、肩周炎、软组织损伤等。

（3）儿科疾病　脑瘫、发育迟缓、孤独症、多动症等。

（4）内科疾病　冠心病、糖尿病、高血压、慢性阻塞性肺疾病等。

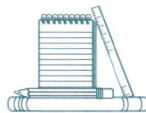

（5）精神科疾病　抑郁症、精神分裂症等。

2. 禁忌证

作业治疗虽然应用广泛，但严重精神障碍、意识不清、不能合作的患者，急、危重症患者，以及病情不稳定的患者，或需要绝对休息的患者，均属于作业治疗的禁忌证。

3. 作业治疗的临床应用原则

治疗时需综合考虑患者基本情况（性别、年龄、文化、职业）、功能障碍情况、身体基本状态、本人的康复意愿和所处的环境等诸多因素，并遵循下列原则：①作业治疗内容和方法应与治疗目标相一致。②根据患者的康复愿望和兴趣选择作业活动。③选择患者能完成80%以上的作业活动。④作业治疗在考虑局部治疗效果时要注意对全身功能的影响。⑤作业治疗的选择需与患者所处的环境条件相结合。⑥充分发挥患侧肢体的功能。

（四）作业治疗处方

作业治疗要求康复治疗师在康复医师指导下开出作业治疗处方并进行治疗。治疗前须根据患者性别、年龄、职业、生活环境、个人爱好、身体状况、残疾程度的评定结果，拟定作业治疗计划或阶段性实施方案。

作业治疗处方主要包括作业治疗的项目、治疗目的、治疗方法、治疗强度、治疗时间、治疗频率、注意事项等内容。

1. 作业治疗项目的选择

遵循作业治疗的原则，根据患者残存功能状态和治疗目标，选择合适的作业治疗项目。

2. 作业活动量的选择

（1）治疗强度的选择　为作业治疗处方的核心内容。治疗强度的选择取决于患者能否完成治疗任务。不同作业活动的强度（表4-2）因作业时体力、姿势、作业的材料、用具等内容的不同而不同。作业治疗的强度一般是循序渐进、从轻到重、由简到繁的，而且还要根据患者的不同情况对作业活动进行调整，以适应患者需要。治疗过程中要定期评定，根据功能状态及时调整、修订治疗处方。

表 4-2　作业活动的相近代谢当量（MET）值

MET 值	作业活动项目
1.5～2	吃饭、梳头、电动打字、操作计算机、缝纫、玩扑克等
2～3	修理收音机、手动打字、轻的木工作业等
3～4	穿脱衣服、推独轮车、焊接、清洁玻璃等
4～5	油漆、木工、打乒乓球、跳舞等
5～6	园艺、铲干土、滑冰等
6～7	铲雪、劈木头、打网球等
7～8	锯硬木、打篮球等

（2）治疗时间和频率　作业治疗时间的长短与休息时间的安排应结合患者的实际情况而定。

（3）作业动作与方向　应遵循从单方向活动转化为多方向的、组合型的功能活动，并与日常生活活动相结合。

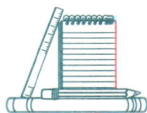

（4）作业治疗中的辅助用具 为弥补肌力不足，可借助吊带、绑带、弹力带等助力装置辅助患者完成作业活动。其作用在于功能代替、矫正畸形、稳定关节、提高作业能力等。

三、言语治疗技术

（一）概述

1. 基本概念

言语治疗是由言语治疗师对各种原因所致的言语障碍进行评定、诊断和治疗的一种方法，其治疗目标是提高患者的语言理解和表达能力，包括说话能力、阅读能力、听理解能力等。常见的言语障碍包括失语症、构音障碍、儿童语言发育迟缓、发声障碍和口吃等。

2. 治疗原则

（1）早诊断、早治疗 言语障碍可能会影响患者的日常生活、学习和社交能力，因此，确诊言语障碍后越早开始治疗越好。

（2）精准化评定 在治疗前，需要对患者语言功能进行全面评定，以了解患者的言语障碍类型、程度及可能的原因，根据评估结果制定针对性的治疗方案，并在治疗过程中进行评定，以了解治疗效果并调整治疗方案。

（3）患者主动参与 言语治疗是一种交流过程，需要患者的主动参与。治疗师应鼓励患者积极参与治疗活动，与治疗师进行互动，以提高治疗效果。

（4）个性化原则 每个患者的言语障碍情况都是独特的，因此需要根据患者的意愿和需求，制定个性化的治疗方案。

（5）综合性原则 言语治疗可能包括语音训练、语言理解训练、口语表达训练等多个方面，治疗师应根据患者的具体情况，综合运用多种治疗方法和技术来达到最佳治疗效果。

（6）循序渐进 言语治疗应遵循循序渐进的原则，从简单到复杂，逐步增加治疗难度，使患者逐步适应治疗过程，提高治疗效果。

（7）适当反馈 在治疗过程中，治疗师应根据患者的反应给予适当的反馈。对于正确的反应，应给予正强化，以鼓励患者继续保持；对于错误的反应，应给予负强化或纠正，以帮助患者改正错误。

（二）失语症的治疗

失语症是指与语言功能有关的脑组织发生病变，导致已经获得的语言功能丧失或受损。主要表现为口语表达障碍、听理解障碍、阅读障碍、书写障碍。失语症不包括由于意识障碍和普通智力减退造成的语言障碍症状，也不包括听觉、视觉、书写、发音等感觉和（或）运动器官损害引起的语言、阅读和书写障碍。

1. 改善语言功能的治疗方法

（1）阻断去除法 这种方法由魏格尔（Weigl）在20世纪60年代提出，认为失语症患者基本上保留了语言能力，但语言的运用能力受到了阻断，因此通过训练，可使患者重新获得语言运用能力。该方法通过引入未受阻断的、较好的语言形式或语言材料作为"前刺激"，以此引出另一种语言形式中有语义关联的语言材料的正反应，从而去除"阻断"，促进患者语言能力的恢复。这种方法包括单纯法和连锁法两种形式，适用于完全性、混合性等失语症患者。一般来说，单纯法见效快，但持续的时间比较短；连锁法由于多种功能同时参与，效果好，且持续的时间比较长。

（2）Schuell刺激法 又称Schuell刺激促进法，是一种广泛应用于失语症治疗的方法。

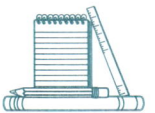

Schuell 刺激法主要以强有力的、集中的听觉刺激为基本工具，通过适当的、多途径的语言刺激，引出患者对应的反应，并循序渐进地强化。这种方法不仅能提高患者的言语表达和听理解能力，还能促进阅读理解、书写能力，以及再组织能力的恢复，对脑卒中后受损的语言功能有显著改善作用。

（3）程序介绍法　是 Lapointe 提出的，他运用条件反射原理，将刺激顺序分成若干个阶段，对刺激的方法和反应的强化严格限定，使之有再现性并定量测定患者回答的正确率。此方法比前两种方法最大的进展是在刺激的基础上结合了条件反射，重视了患者的反应，但对治疗步骤进行严格限制，忽略了失语症治疗过程的不可预测性，不能根据患者的情况灵活改变。

（4）脱抑制法　利用患者本身可能保留的功能，如唱歌等来解除功能抑制的方法。具体方法是用一些富有旋律的句子做吟诵练习，学会使用夸张的旋律、重音、韵律来表达正常的语言。此法是利用左大脑半球代偿来弥补受损的言语功能，目前临床上开展不广泛，主要应用于重度失语症或经其他语言治疗后效果不明显的患者。

（5）功能重组法　通过对被损伤的言语通路和其他通路的共同训练产生一个便于操作的新的功能系统，以达到语言运用的目的。

2. 改善日常生活交流能力的治疗方法

（1）交流效果促进法　交流效果促进法是治疗人员利用实用的交流途径和患者进行信息传递，患者可以自由选择传递信息的方法（手势、书写、绘画等）。此方法可使患者尽可能地调动自己残存的功能来提高交流能力。

（2）功能性交际治疗法　功能性交际治疗法充分利用各种沟通形式和未受损的语言能力（如手势、书写、口语等）来增强沟通效果。该方法应用日常活动有关信息，可以提高患者的表达能力，从而满足生理和心理的需要。

（3）小组治疗及交流板的应用　小组治疗是将不同的失语症患者分组，开展多项语言训练的活动。此方法可增加患者与患者之间的接触，增加沟通和交流的机会，减少其孤独感，引导患者将个人训练的成果在实际中充分展示和应用。交流板适合于重度表达障碍者，治疗人员可以根据患者具体情况设计制作能够替代言语交流的图画板、词板、句子板、复合板等，训练患者熟练掌握在交流过程中运用交流板的技巧。

（三）构音障碍的治疗

构音障碍是指由于神经肌肉病变，导致言语肌肉的麻痹或运动不协调的一类言语障碍。主要表现为说话含糊不清，发音不准，音量、音调、速度、节律、韵律异常，鼻音过重等。构音障碍常见治疗方法如下。

1. 下颌运动训练

患者尽可能大地张嘴，使下颌下降，然后闭口，缓慢重复 5 次，休息，以后逐渐加快速度，但需要保持下颌最大运动范围；下颌缓慢地前伸，由一侧向另一侧移动，重复 5 次，休息。

2. 舌、唇运动训练

双唇尽量向前噘起（发 u 音），然后尽量向后收拢（发 i 音），重复 5 次，休息，逐渐加快训练速度并保持双唇最大运动范围；双唇夹住压舌板闭紧，治疗师向外拉压舌板，患者抗阻防止压舌板被拉出，增加唇闭合力量；患者鼓腮数秒，然后突然排气或者鼓腮时用自己的手指轻轻叩击或挤压双颊，有助于发爆破音；患者尽量将舌外伸，然后回缩，向上向后卷起，或者治疗师用压舌板给舌的运动抗阻，重复 5 次，休息，逐渐增加运动次数；舌尖伸出，由一侧口角向另一侧移动，治疗师可用压舌板做抗阻运动，逐渐增加速度；舌尖沿上下牙龈做"清扫"运动。

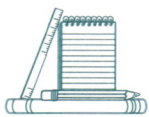

3. 语音启动

患者在进行训练后，尽量长时间地保持这些动作，先做无声发音动作，最后轻声引出想要发出的音节。原则为先发元音，后发辅音，先由双唇音开始，然后将辅音与元音结合，熟练后继续训练元音＋辅音＋元音的形式，最后过渡到单词和句子的训练。

4. 语速控制

治疗师可以利用节拍器控制语速，先慢后快，逐渐增加速度，患者可以明显增加言语的清晰度。

5. 语音辨别训练

训练患者语音的分辨，首先要分辨出错音，可以通过口述或者播放录音，也可以以小组形式，由患者说出一段话，让其他患者讨论评定，最后由治疗师纠正。

6. 克服鼻音化训练

鼻音化是由软腭运动减弱，腭咽部不能适当地闭合而将非鼻音化的音节发为鼻音化音节。训练方法：引导患者将气流通过口腔，减少鼻漏气，如吹哨子、吹蜡烛等；"推撑"疗法，患者把双手放在桌面上向下压，在用力的同时发"a"音，促进腭肌的收缩和上抬。此外，患者发"ka"音也可以加强腭肌力量，促进腭咽的闭合。

7. 克服费力音训练

费力音是由于声带过分内收引起的。克服费力音训练的主要治疗目的是让患者获得容易的发音方式。用打哈欠的方式诱导发音，让患者处在一种很轻松的打哈欠状态时发声。起初让患者打哈欠并伴随呼气，当成功时，在打哈欠的呼气相教患者发出词和短句，训练患者随着"he"的音发音；咀嚼训练可以使声带放松，产生适当的肌肉张力，训练患者咀嚼时不发声到逐渐发声。利用这些运动使患者说出单词、短句和进行会话。

8. 克服气息音训练

气息音是由声门闭合不充分引起的，因此，克服气息音的训练就是发声时关闭声门。方法："推撑"疗法，即双手合十用力推的同时闭紧声门；发一个元音或双元音，结合辅音，再和另一个元音发音，如"ama""eima"等。

9. 韵律训练

构音障碍的患者语调多缺乏重音变化和抑扬顿挫，治疗师可以利用电子琴等乐器让患者随音乐的变化来训练音调和音量。

四、康复工程技术

康复工程技术是一门应用技术，它遵循代偿、替代或适应的原则，在康复的临床实践中，为功能障碍者选择和配备合适的康复工程产品。

（一）概述

康复工程技术是康复治疗技术的一个重要分支，其核心目的是最大限度地挖掘功能障碍者的潜能，使他们能够实现活动和参与的无障碍化。如果没有康复工程技术的介入，许多功能障碍的恢复、改善、代偿和替代目标的实现将会变得极为困难。这里着重介绍假肢、矫形器、康复辅助器具的功能及使用方法。

（二）假肢

1. 定义

假肢（prosthesis）是一种体外使用装置，用于替代整体或部分缺失、有缺陷的肢体。它由

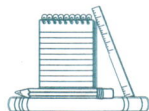

接受腔、功能性部件、连接部件、悬吊装置及外套等部分组成。

2. 分类

按结构分为壳式假肢（也称外骨骼式假肢）和骨骼式假肢（亦称内骨骼式假肢）；按截肢部位分为上肢假肢和下肢假肢；按主要用途分为装饰性假肢、功能性假肢、作业性假肢、运动假肢；按安装时间分为临时假肢和正式假肢。

3. 假肢的处方

假肢处方是由具备资质的专业人员为截肢者提出的关于安装假肢的专业建议。其目的在于确保患者能够获得最适合的假肢，即所谓的良好假肢。假肢处方的核心内容在于明确假肢产品的选择，这涵盖了假肢的类型、结构、所用材料、控制方式、主要功能及使用训练等多个方面。

4. 假肢装配过程

假肢装配流程大致包含以下 10 个步骤。

（1）接待与咨询　与截肢者及其家属进行深入交流，全面了解截肢者的基本状况及假肢装配的具体需求。

（2）评估设计与方案制定　对截肢者的残肢进行功能检查，评估其功能状况及对假肢安装的影响，进行假肢设计，并据此确定假肢处方，制定详细的假肢装配方案。

（3）测量与取型　精确测量肢体尺寸，并获取残肢的三维模型——阴型。此步骤可选择石膏取型或计算机扫描取型两种方式。

（4）阳型制作　根据上一步骤所得的阴型，分别制作出石膏阳型和数字化阳型。随后，将数据导入数控机床，加工出实物阳型。

（5）接受腔制作　以阳型为基础，选用不同材料加工制作出多种形式的接受腔。

（6）工作台对线组装　依据假肢对线的一般原则，结合截肢者的具体情况和测量结果，进行假肢的组装。

（7）试样、功能检查与训练　对假肢进行接受腔检查、静态对线检查和动态功能检查。针对不合适之处进行修改，以最大限度地满足截肢者的功能需求。同时，对截肢者进行基本的功能训练，使其能够熟练操作使用假肢，符合良好假肢的标准。

（8）成品制作　对假肢半成品进行加固、装饰等深加工处理。

（9）最终检验　对成品假肢进行全面检验，确保其安全、功能和质量均达到标准。

（10）交付与指导　将假肢交付给截肢者，并详细告知其使用、维护方法及注意事项。

（三）矫形器

矫形器是一种装配于人体外部的器械，它主要通过力的作用来预防畸形、矫正畸形，同时补偿功能并辅助治疗骨关节及神经肌肉疾病。

1. 矫形器基本功能

（1）固定与矫正功能　矫形器能够通过固定病变部位，对肢体已出现的畸形进行矫正，并有效预防畸形的进一步发生和发展。

（2）稳定与支持作用　矫形器能够限制肢体关节或躯干的异常活动，从而维持脊柱、骨和关节的稳定性，减轻疼痛或恢复其承重功能。

（3）保护与免负荷作用　矫形器通过固定和保护病变肢体，确保肢体和关节保持正常对线。对于某些承重的关节，矫形器能够减轻或免除肢体或躯干的长轴承重，有助于病变的愈合。

（4）代偿与助动作用　矫形器配备的外力源装置能够代偿已瘫痪肌肉的功能，为肌力较弱者提供助力，帮助他们维持正常的运动。

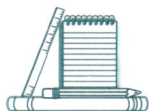

2. 矫形器的命名

在国际上，矫形器曾被称为夹板、支具、矫形器械、矫形装置及支持物等多种名称。在国内，它也曾被称为辅助器、支架等。而"矫形器"这一术语，自 1950 年起开始在美国被使用。到了 1960 年，原美国人工肢体制造者协会更名为美国假肢矫形器协会时，正式采用了"矫形器"这一名称。同年，由美国外科医师学会、美国科学院假肢矫形器教育委员会和美国假肢矫形器学会共同负责，开发了系统的假肢矫形器术语。而到了 1992 年，国际标准化组织（ISO）在公布的残疾人辅助器具分类中，也采用了这一系列的矫形器术语。

在国家层面，国家质检总局于 1996 年公布了国家标准 GB/T16432–1996。该标准中也同样采用了系统的矫形器统一命名方案。根据这一方案，矫形器的命名将按照其安装部位的英文字头缩写来进行。例如，腰骶矫形器被命名为 LSO，膝踝足矫形器则被命名为 KAFO。

3. 矫形器的分类

按装配部位可分为上肢矫形器、下肢矫形器、脊柱矫形器。按矫形器的作用可分为固定式矫形器、矫正式矫形器、免负荷式矫形器、补偿式矫形器等。按主要制作材料可分为石膏矫形器、塑料矫形器、皮革矫形器、金属矫形器等。

4. 矫形器的安装过程

（1）成品矫形器的装配　根据患者的肢体尺寸，直接选择尺寸、规格合适的成品矫形器进行装配，无须进行任何修改适配。

（2）半成品矫形器的装配　首先，根据患者肢体尺寸选择合适的预制件。其次，根据患者的肢体形状对预制件进行必要的局部修改，以确保其适合患者。最后，安装其他组件，以满足患者的使用要求。

（3）定制矫形器的装配　定制矫形器的装配流程包括接待患者、测量肢体尺寸、取型、修型、成型、组装各个部件、试样、制作成品及产品交付等九个步骤。

（四）康复辅助器具

1. 个人移动康复辅具

个人移动康复辅具是指能辅助人体支撑体重、保持平衡和行走的器具，如助行器和轮椅等。这些器具能够支撑身体重量，减轻关节负重，帮助行动不便的人进行日常生活活动。

2. 交流与智力障碍的康复辅具

交流与智力障碍的康复辅具是指能帮助听力障碍、语言障碍或者视力障碍的人进行交流的器具，如听力助听器、语音合成器、盲文打印机等。这些器具能够帮助障碍人士进行正常的交流活动，以提高其生活质量。

五、中国传统康复技术

案例导入

患者女，42 岁。间断腰痛 2 年余，3 日前日因劳累并受凉后腰痛加重，腰部触之僵硬，俯仰困难，痛处固定不移，遇寒加重，得热则舒，舌质暗，苔白，脉弦涩紧。

问题：该患者的康复目标是什么？可以做哪些中医康复治疗？

中国传统康复技术以中医基础理论为核心，其精髓在于整体观念与辨证施治的康复理念。该技术体系聚焦于功能障碍者的核心问题，通过一系列中医传统治疗手段，如针刺疗法、艾灸

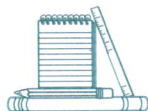

疗法、推拿按摩、拔罐疗法、刮痧疗法、中药外用疗法及导引养生术等，旨在全面提升患者的功能水平。这一康复过程不仅致力于改善患者的生理机能，还致力于更长远地提升其生活质量，助力患者重新融入并回归社会，实现全面康复的最终目标。

（一）概述

中国传统康复技术历史悠久，其智慧与经验广泛散布于历代临床各科医学著作及养生康复经典文献之中。这一技术体系是随着中医学的萌芽、成长与繁荣而逐步发展起来的，历经岁月的洗礼与沉淀，最终构筑了一个系统完备、独具特色的康复理论体系。随着历史的不断演进，中国传统康复技术日益成熟，形成了涵盖多种治疗手段与方法、针对不同健康需求的完整康复体系。从古至今，中国传统康复技术的发展大致经历了起源、发展、繁荣、普及、再发展五个阶段。

1. 起源——先秦、春秋战国时期

春秋战国时期诸子百家的典籍中，已蕴含了康复医疗的初步理念。如《庄子·刻意》有云："吹呴呼吸，吐故纳新，熊经鸟申，为寿而已矣。"说明当时人们已通过呼吸吐纳、导引等气功或运动方式来促进身体健康与长寿。又如《周礼·天官》中曾记载当时设有食医中士二人，专司饮食调养；疾医中士二人，负责疾病治疗；疡医下士八人，处理外伤；兽医下士四人，则负责牲畜医疗。值得注意的是，食医被置于众医之首，其职责在于精心挑选食材，运用恰当的烹饪方法，通过食疗手段辅助患者恢复健康，这充分说明了古代医学对于饮食调养在康复过程中的重要作用。

汉代帛书《五十二病方》就详尽记录了包括内科、外科、妇科、儿科在内的多种疾病，并详细阐述了药物治疗、砭石疗法、艾灸疗法等多种治疗手段。而《黄帝内经》作为中医理论的奠基之作，更是蕴含了与现代康复治疗理念相契合的丰富内容。该书不仅提出了选择适宜居住环境、避免情绪波动、饮食调养禁忌等生活方式的指导原则，还深入探讨了气功、导引等运动疗法在促进健康与康复中的重要作用。这些原则与方法，共同构筑了中国传统康复医学的坚实基石，对后世医学发展产生了深远影响。

东汉末医学家华佗，创立了"五禽戏"，模仿虎、鹿、熊、猿、鸟的动作来健身养生，被认为是中国传统体育康复疗法的奠基人。

2. 发展——魏晋隋唐时期

南北朝时期，官方设立了名为"坊"的康复机构，专为老弱病残者提供庇护与康复服务，其性质与现代老年康复中心颇为相似。及至唐代，官方更进一步，专为残疾人创建了"养病坊"，并在太医署内特设按摩专科，配备专业人员，运用按摩与导引等技法为患者进行康复调理。

隋代巢元方等人于公元610年编纂的《诸病源候论》，堪称是医疗体育与物理疗法在康复医疗领域应用的先驱之作。该书在详尽阐述67大类疾病及其1720余种证候的同时，还广泛附录了"养生方导引法"，从现代视角来看，这些方法无疑属于康复医疗的范畴，展现了当时对康复手段的深入探索与广泛应用。

唐代医圣孙思邈的《备急千金要方》中，则记载了"炼精化气"的养生理念及泉水疗法的具体实践，进一步丰富了中医康复医疗的理论与实践体系。

在隋唐这一历史阶段，康复医疗的适用范围变得更为明确与细化，同时，康复疗法的种类也日益繁多。许多流传至今的体疗方法，如八段锦、易筋经、太极拳等，其渊源均可追溯至这一时期，充分证明了隋唐时期在康复医疗领域所取得的辉煌成就与深远影响。

3. 繁荣——宋金元时期

北宋时期，翰林医官王惟一匠心独运，主导设计并铸造了针灸铜人模型，并主持撰写了

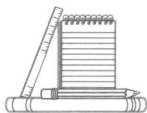

《铜人穴针灸图经》这一医学巨著。此铜人模型精妙绝伦，不仅精准刻画了手足三阴、三阳经脉的走行路径，还详尽标示了任脉与督脉的循行轨迹及各处腧穴位置。这一创举不仅极大地促进了针刺穴位定位准确性的考核与训练，更在中医学教育领域开创了实物形象教学法的新纪元，为传统康复治疗技术的实践教学提供了宝贵的实物教材与教学方法，其深远意义不言而喻。

金元四大家——刘完素、张从正、李杲与朱丹溪，各自以其独到的见解和贡献，推动了传统康复方法的进一步发展。寒凉派宗师刘完素，在其著作《素问玄机原病式》中，深入探讨了药物在康复过程中的重要作用，为药物康复疗法奠定了坚实的理论基础。攻邪派代表张从正，则以《儒门事亲》闻名于世，他不仅将多种创新的康复方法引入临床实践，更在调摄情志方面独辟蹊径，为康复医学注入了新的活力。补脾派巨匠李杲，其《脾胃论》一书深刻阐述了"脾胃乃后天之本"的核心理念，强调了脾胃功能在疾病康复中的关键作用。他提出的"人以胃土为本"理论，成为后世医家在治疗慢性病时遵循的重要康复原则。滋阴派代表朱丹溪，在其著作《格致余论》中，基于对机体"阳常有余，阴常不足"的独特认识，主张采用滋阴潜阳、药食并重的康复策略，为滋阴疗法的应用与发展提供了重要的理论依据。此外，元代的饮膳太医、蒙古族营养学家忽思慧所著的《饮膳正要》，是我国古代食疗康复领域的一部集大成之作，详细记载了丰富的食疗方剂与营养知识，对后世食疗康复的发展产生了深远的影响。元代医家危亦林所撰的《世医得效方》，在伤科康复领域取得了显著成就。书中专设章节探讨骨折脱位的整复与固定方法，为伤科疾病的康复治疗提供了宝贵的经验与指导。

4. 普及——明清时期

明清时期，医学典籍的编纂达到了前所未有的高度，《古今图书集成·医部全录》《杂病源流犀烛》《寿世青编》《通俗伤寒论》等著作，以其内容的广博与详尽，超越了前代。其中，沈金鳌所著《杂病源流犀烛》尤为突出，其在卷首便设立了"运动规法"章节，明确将导引运动作为康复的重要手段加以阐述，并在每种疾病的治疗方案后附以相应的导引运动方法，充分显示了沈氏对导引运动在康复医疗中价值的深刻认识与高度重视。

清康熙年间，官方编纂的鸿篇巨制《古今图书集成·医部全录》中，更是广泛收录了各类疾病的康复治疗方法。针对瘫痪这一顽疾，书中详细记载了针灸与导引相结合的治疗方案，并强调其疗效显著，无论是长期还是近期形成的瘫痪症状，均能获得良好的治疗效果。

此外，俞根初的《通俗伤寒论》在中医康复医疗领域亦占有重要地位。该书第十二章"调理诸法"专门探讨了疾病康复期的综合调理策略，内容涵盖了药物调理、食物调养、气候适应及日常起居等多个方面，为中医康复医疗提供了全面而系统的指导，堪称中医康复理论的集大成之作。

5. 再发展——近现代

1842年，中英两国签署的《南京条约》中有一项重要条款——允许英国在五个指定的通商口岸设立医疗机构，这一举措标志着西医学正式进入中国，并迅速在国内传播开来，与中医形成了并存共荣的新格局。然而，这一时期的西学东渐，以及对中医学的某些误解，不可避免地给中医学带来了挑战与冲击。尽管如此，中医学及其康复技术凭借着深厚的底蕴与独特的疗效，依然坚韧不拔地存续并发展着。

中华人民共和国成立后，国家卫生工作的指导方针明确提出了"团结中西医"的原则，为中西医的和谐共生与相互学习提供了政策保障。进入改革开放新时期，卫生工作方针进一步升华为"中西医并重"，彰显了国家对中医学与西医学同等重视的战略眼光。2008年，新修订的《中华人民共和国残疾人保障法》中第十六条条款明确倡导康复工作应立足国情，积极探索现代

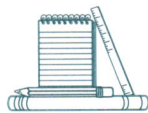

康复技术与中国传统康复技术的有机融合，这一法律条文不仅为传统康复技术的发展指明了方向，也为其在现代社会中的广泛应用奠定了法律基础。2013年《国务院关于促进健康服务业发展的若干意见》的发布，更是将"全面发展中医药医疗保健服务"提升至国家战略层面，从政策层面高度确认了中医学的合法地位与重要价值，推动了中医学及康复技术的快速发展与广泛应用。

如今，中国的针灸、推拿、太极拳、气功等传统康复手段，凭借其独特的疗效与深厚的文化底蕴，在国际康复医学领域赢得了广泛的认可与赞誉，成为连接东西方医学文化的桥梁，展现了中医学的无限魅力与广阔前景。

（二）传统康复技术特点

1. 理论特点

传统康复的指导思想是中医学理论，仍然遵循中医整体观念和辨证论治的基本思想，二者贯穿整体康复、辨证康复和康复预防。整体康复是指人体自身的形神相统一，人体康复与自然环境相统一，人体康复与社会环境相统一。传统康复技术的诊疗主张从整体出发，强调天人相应、形神合一、顺应自然、适应社会，即利用综合性治疗的方法达到人体形神功能和社会活动能力的恢复，体现了传统康复方法学"全面康复"的思想。

辨证康复思想中，辨证是决定康复的前提和依据，康复则是根据辨证结果，确定相应的康复原则和方法。在康复治疗中采用因人而异、因证而异的个体化辨证治疗，使康复治疗更有针对性，从而提高疗效。因此，传统康复既重视整体的协调，又重视个体的纠偏。整体康复和辨证康复相结合，是传统康复最根本的特色和优势所在。

传统康复在强调临床康复的同时，同样重视康复预防，康复预防可以有效地预防某些病残、伤残的发生，还能通过早期康复诊断和康复治疗防止伤残的恶化和再次致残。中药、针灸、推拿、艾灸、刮痧、功法等，都是旨在通过调养精神和形体，促进身体健康，提高人体防病及正气御邪的能力。这些康复技术，能用于功能障碍的预防，也可用于功能障碍的临床康复，针对障碍的不同阶段而有所侧重。传统康复注重自然康复与自疗康复相结合，康复治疗不仅要尽量利用自然界赋予的客观条件，还要全力调动人体自身的主观积极性。自然康复是通过自然界日光、空气、泉水、森林等物理因素的影响，促进人体身心康复。自疗康复主要是外避虚邪贼风，内重恬淡虚无，注意饮食起居，加强身体锻炼，积极主动地开展自我保健和锻炼，配合医师共同完成康复。

人体的功能障碍可以是现存的或者潜在的，也可能是部分的或者完全的，可以与致残的疾病同时存在，也可以在病后出现。因此，康复治疗介入的时机不能简单地限定于功能障碍出现之后，对于一些可致残的疾病，在发病之前或发病过程中就应当采取一定的措施，以防止伤残的发生，把可能出现的功能障碍降到最低程度。

2. 技术特点

传统康复的技术特点是简便廉验，如中药外治、推拿、艾灸、刮痧、拔罐等大多为易懂、易学、易会的实用技术，成本低廉，容易为康复人员、康复对象及其照护者掌握，便于推广应用。传统康复既适于三级的康复机构，又可因地制宜，开展社区康复工作。可以较少的人力、物力、财力的投入，保障康复对象的基本康复需求，使大多数康复对象享有可及的康复服务。

（三）常用传统康复技术

1. 针刺疗法

针刺疗法除包括古老的针刺穴位体针疗法外，还包括后世和近代发展起来的头针、皮针、

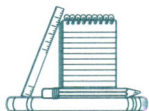

手针、耳针、水针、电针、埋针、挑治、激光针、微波针、超声针等，其中临床应用最广泛的是毫针。毫针为古代"九针"之一，主要是通过在穴位针刺后行补泻手法，以疏通气血，调和阴阳，从而达到康复治疗的目的。针刺疗法适用于各种疾病的临床康复治疗，包括各种疼痛、感觉障碍、运动障碍，以及语言功能障碍、认知功能障碍、吞咽功能障碍、二便功能障碍等各种功能失调的病症。

（1）毫针的结构和规格　毫针分五部分，针柄的末端部分称针尾，针根至针尾以金属丝缠绕的部分为针柄，针身与针柄的连接部分为针根，针尖至针柄间的主体部分为针身，针的前端锋锐部分为针尖。根据针柄与针尾的构成和形状的不同，毫针又分为环柄针、花柄针、平柄针及管柄针。临床一般以长 25～75mm（1～3寸）和直径为 0.32～0.38mm（28～30号）粗细者最为常用。

（2）毫针刺法知识　毫针操作时，持针的手通常称为"刺手"，主要作用是掌握毫针；按压穴位局部的手通常称为"押手"，主要作用是固定穴位皮肤，使毫针能够准确地刺中腧穴，并使长毫针针身有所依靠，不致摇晃和弯曲。进针时，刺手与押手要配合得当，动作协调可以减轻痛感，顺利行针，并能调整和加强针感，提高治疗效果。

毫针进针法，指毫针在刺手与押手的密切配合下，运用各种手法将针刺入腧穴皮下的方法，是毫针刺法的首要操作技术。进针法分单手和双手进针法，双手进针法即刺手与押手互相配合，协同进针，常用的有爪切法、夹持法、舒张法、提捏法等。

针刺的角度、方向、深度，是毫针刺入皮下后的具体操作要求。在针刺操作过程中，掌握正确的针刺角度、方向和深度，是获得针感、施行补泻、发挥针刺效应、提高针刺疗效、防止针刺意外发生的重要环节。取穴的正确性，不仅指其皮肤表面的位置，还必须与正确的针刺角度、方向和深度结合起来，才能发挥腧穴的治疗作用。针刺角度一般分为直刺、斜刺、平刺3种，进针角度主要以穴位所在部位的特点为准，而针刺方向则根据不同病证治疗的需要而定。针刺的深度，应以既要有针下气至感觉，又不伤及组织器官为原则。在临床实际操作时，每个腧穴的针刺深度还必须结合患者的年龄、体质、病情、腧穴部位、经脉循行深浅、季节时令、医者针法经验和得气的需要等诸多因素作综合考虑，灵活掌握。

毫针进针后，为了使患者产生针刺感应，或进一步调整针感的强弱，以及使针感向某一方向扩散、传导，需要采取提插、捻转等行针法，使针刺部位获得得气感。得气时，患者的针刺部位有酸、麻、胀、痛等自觉反应，有时也可出现热、凉、痒、抽搐、蚁行等感觉，或沿着一定的方向和部位传导和扩散。

针刺手法有轻有重，其目的在于通过手法的不同量，以激发经气，调整经络、脏腑功能，达到补虚泻实、扶正祛邪的目的。由于人体的生理功能、病理变化不同，加之患者的体质、年龄、病情、病程、腧穴部位、耐受度、初诊复诊等具体情况的差异，医者必须采用相应针刺手法，给予不同刺激量，才能有效地调整功能，促进机体恢复正常。

当毫针刺入腧穴，行针得气并施以或补或泻手法后，将针留置在腧穴部位，称为留针。留针是毫针刺法的一个重要环节，对于提高针刺治疗效果有重要意义。通过留针，可以加强针刺感应和延长刺激作用，还可以起到候气与调气的目的。针刺得气后留针与否及留针时间的久暂，应视患者体质、病情、腧穴位置等而定。如一般病证，只要针下得气并施以适当补泻手法，即可出针，或留置 10～20分钟。出针，又称起针、退针。在施行针刺手法或留针达到预定针刺目的和治疗要求后，即可出针。出针是整个毫针刺法过程中的最后一个操作程序，预示针刺结束。出针一般以左手拇、示两指持消毒干棉球轻轻按压于针刺部位，右手持针作轻微的小幅度捻转，

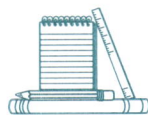

并随势将针缓缓提至皮下，静留片刻，然后出针。一般依补泻的不同要求，分别可采取疾出、徐出、疾按针孔、摇大针孔的方法出针。出针后，除特殊需要外，都要用消毒棉球轻压针孔片刻，以防出血或针孔疼痛。

针刺治病是一种安全、有效的疗法，但由于各种原因，有时也可能出现晕针、滞针、弯针等异常情况，必须立即进行有效处理。防范异常情况出现的措施主要是操作者要熟悉腧穴解剖、明确适应证、排除禁忌证，并且要不断提高手法技能。

2. 推拿疗法

推拿疗法是在中医理论的指导下，以各种手法为治疗手段，从体表施治或借助一定器具，刺激患者经络、穴位或特定部位，或加以特定的肢体活动，从而达到防治疾病目的的一种方法。因其操作简便、适应广泛、疗效显著、施术安全、易于推广等特点，在临床康复中广泛应用。

推拿基本手法按受术对象可分为成人推拿手法和小儿推拿手法，按受术部位可分为松解类手法和关节类手法，按组合成分又可分为单式、复合和复式手法。应用于成人推拿治疗的单式手法，按照动作形态可分为摆动类、摩擦类、振动类、挤压类、叩击类和运动关节类 6 大类、约 24 种常用手法。

（1）摆动类手法　以指、掌、掌根、小鱼际或腕关节等部位，做协调的连续摆动，使所产生的"波状"力沿着着力部位持续不断地作用于体表的一类操作手法，主要包括滚法、一指禅推法和揉法等。摆动类手法的特点：在受术体表承受一定垂直挤压力的基础上，再承受一个与受术体表相平行的左右方向或前后方向的摆动力及滚压力，或者是再承受一个水平方向的圆形及环形摆动力。

（2）摩擦类手法　以术者掌、指或肘等部位吸附于受术部位，做直线或弧线及环旋移动的一类操作方法，主要手法包括摩法、擦法、推法、搓法、抹法等。摩擦类手法的特点是具有热效应，可使受术部位发热，舒筋活络，改善局部气血运行。

（3）振动类手法　以较高频率的节律性轻重交替刺激，持续作用于人体，使治疗部位产生振动效应的一类手法，主要包括振法、抖法和颤法等。振动类手法的特点是小幅度振动和颤动，使受术部位产生较强的舒适感。

（4）挤压类手法　以指、掌或肢体其他部位按压或对称性挤压体表的一类手法，主要包括按法、点法、拨法、拿法、掐法、捏法、踩跷法等。挤压类手法的特点是紧贴皮肤、力量适中，具有活血止痛、松解肌肉痉挛的作用。

（5）叩击类手法　以手掌、拳背、掌侧面、手指、桑枝棒等叩打体表的一类手法，主要包括拍法、击法、弹法、啄法等。叩击类手法常作为推拿结束手法和保健手法应用。

（6）运动关节类手法　对关节进行被动拉伸、旋转或屈伸活动的一类手法，主要包括摇法、拔伸法、扳法和背法等。运动关节类手法的特点是"巧力寸劲、稳准巧快"，即操作幅度应在关节生理活动范围内进行，且力量不可过大。扳法在操作前，务必先充分放松患者相关肌群，方可施术。

推拿疗法适用于各科疾病，其中颈椎病、肩周炎、慢性腰肌劳损等骨伤科疾病是优势病种。推拿疗法也适用于中风后遗症、高血压、慢性胃炎、面神经瘫痪、痛经、慢性盆腔炎、小儿腹泻、小儿肌性斜颈等疾病。推拿疗法的禁忌证：①各种急性传染性、感染性疾病，此时不宜应用手法，以免贻误病情。②诊断不明确的急性脊柱损伤或伴有脊髓损伤症状的患者，使用手法治疗有可能加重脊髓损伤的程度。③其他如恶性肿瘤、结核病、化脓性疾病、骨折及有出血倾

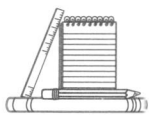

向或血液病的患者，均不适宜推拿治疗。

3. 艾灸疗法

艾灸疗法是用艾炷或艾条放置或对准施术部位烧灼、温熨，借灸火的温和热力及药物的作用，以达到治病和保健目的的一种外治法。艾灸具有温经散寒、扶阳固脱、消瘀散结、防病保健的作用，也是临床康复中常用的中医外治法。

施灸材料：将艾叶经过加工后，制成细软的艾绒，艾绒易于燃烧，气味芳香，燃烧时热力温和，能穿透皮肤，直达深部。艾灸可分直接灸和间接灸，直接灸包括无瘢痕灸和瘢痕灸；间接灸包括隔姜灸、隔蒜灸、隔盐灸、隔附子饼灸等。

悬灸应用最广泛，通常为将艾条的一端点燃，对准应灸的腧穴或患处，距离皮肤 2 ～ 3cm 处进行熏烤，使患者局部有温热感而无灼痛为宜，一般每处灸 5 ～ 7 分钟，至皮肤红晕为度。实按灸是在施灸时，先在施灸腧穴部位或患处垫上布或纸数层，然后将艾条的一端点燃，趁热按到施术部位上，使热力透达深部，若艾火熄灭，再点再按；或者以布 6 ～ 7 层包裹艾火熨于穴位，若火熄灭，再点再熨。最常用的为太乙针灸和雷火针灸，适用于风寒湿痹、痿证和虚寒证。温针灸是针刺与艾灸相结合的一种方法，适用于既需要艾灸又须针刺留针的疾病。在针刺得气后，将针留在适当的深度，在针柄上穿置一段长约 2cm 的艾条施灸，或在针尾上搓捏少许艾绒点燃施灸，直待燃尽，除去灰烬，再将针取出。此法是一种简而易行的针灸并用的方法，艾绒燃烧的热力可通过针身传入体内，使其发挥针和灸的作用，达到治疗的目的。

艾灸治疗时需注意，面部穴位、乳头、大血管等处均不宜使用直接灸，以免烫伤形成瘢痕。关节活动部位亦不适宜化脓灸，以免化脓溃破后不易愈合，甚至影响功能活动。空腹、过饱、极度疲劳和对灸法恐惧者，应慎施灸。对于体弱患者，灸治时艾炷不宜过大，刺激量不可过强，以防晕灸，一旦发生，应及时处理。孕妇的腹部和腰骶部也不宜施灸。瘢痕灸者在灸疮化脓期间，1 个月内慎做重体力劳动，疮面局部勿用手搔抓，以保护痂皮，并保持清洁，防止感染。

4. 刮痧疗法

刮痧疗法是借助刮痧工具对体表皮肤的特定部位进行刮拭的一种良性刺激，具有解表祛邪、开窍醒脑、调畅气血、清热解毒、舒筋活络、行气止痛、改善血液循环、促进新陈代谢、增强机体免疫力等功效。刮痧疗法对许多疾病具有防治作用，是临床康复中常用的中医外治法。

中医学理论认为，皮部在人体的生理、病理和治疗中，有着十分重要的作用。刮痧治病的机制，就在于对皮部的特定部位给予适当的刮拭，通过这种良性的刺激，充分发挥卫气的作用，起到祛除邪气、疏通经络、行气活血、增强脏腑功能、抗御疾病、促进人体康复的作用。因此，刮痧的治疗效果取决于刮痧作用的性质和量、被刺激部位或穴位的特异性。

刮痧方法包括刮痧法、撮痧法、挑痧法和放痧法。操作前，应根据患者所患疾病的性质与病情，选择合适的体位，确定治疗部位后，用 75% 酒精擦拭清洁消毒。一般右手持拿刮痧工具，灵活利用腕力、臂力，切忌生硬、用蛮力，硬质刮具的钝缘与皮肤之间角度以 45° 为宜，切不可成推、削之势。用力要均匀、适中，由轻渐重，不可忽轻忽重，以能耐受为度，刮拭面尽量拉长。刮痧时要顺一个方向刮，不要来回刮，以皮下出现微紫红或紫黑色痧点为度。应刮完一处之后，再刮另一处。任何病证，宜先刮拭颈项部，再刮其他患处。一般原则是先刮头颈部、背

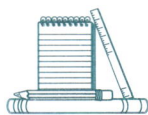

部，再刮胸腹部，最后刮四肢和关节部位。应按其结构，采用点揉或挤压手法。

5. 拔罐疗法

拔罐疗法是以罐为工具，利用燃火、抽气等方法排出罐内空气，造成负压，使之吸附于腧穴或治疗部位的体表，使局部皮肤充血，以达到防止疾病目的的治疗方法。拔罐在古代起初主要用来吸血排脓，后来又扩大应用于肺痨、风湿等内科疾病。随着医疗经验的积累，拔罐疗法不断改进，有了新的发展，治疗范围进一步扩大，内外妇儿科都有其适应证，常和针刺疗法配合使用。

罐的种类一般有竹罐、陶罐、玻璃罐、抽气罐等，可根据不同的病情，选用不同的罐和拔吸法，常用的有留罐法、走罐法、闪罐法、针罐法和刺络拔罐法。留罐法最为常用，但留罐时间过长，容易使局部黑紫一片，增加吸收难度，因此，留罐时间不宜太长，应当根据患者浅层毛细血管渗出血液情况而定，一般来说，留罐 5 ～ 10 分钟比较适宜。

拔罐时应注意，局部皮肉如有皱纹、松弛、瘢痕、凹凸不平，以及体位移动等情况时，火罐易脱落。根据不同部位，选用大小合适的罐。应用针罐时，须防止肌肉收缩发生弯针，并避免将针头压入深处造成损伤。应用刺络拔罐时，针刺皮肤出血的面积，要等于或略小于火罐口径。出血量须适当，成人每次出血总量以不超过 10mL 为宜。使用多罐时，火罐排列的距离一般不宜太近，否则因皮肤被火罐牵拉会产生疼痛，同时因罐互相排挤而发生松动脱落。走罐时，不能在骨突出处推拉，以免损伤皮肤或因罐漏气而脱落。拔罐最易造成的异常情况是烫伤，一般多因酒精使用过多，滴在皮肤上而烫起血泡；或因火焰烧热罐口，继而烙伤皮肤。因此要严格规范操作，防止烫伤发生。

项目三　康复治疗的常用设备

康复治疗设备是康复医学的核心要素之一，随着现代科技在医疗领域的广泛应用而不断演进，康复治疗设备从早期的机械化单一，逐步向自动化、数字化、智能化及多功能方向发展。大型三级医院的康复科通常会根据不同诊疗需求配备全面的设备。而中小型医院则可根据实际情况，有针对性地选择必要设备。对于假肢、矫形器等特殊器具，可由专业技术人员上门定制与安装。这些先进设备为康复治疗提供了技术支撑，大大提高了康复效果。常用的康复设备类别包含了功能评定设备、治疗与训练设备和康复辅具。

一、功能评定常用设备

康复功能评定是康复医学的根基，对制订治疗方案和评估疗效至关重要。临床上存在多种功能障碍评定设备，各有其独特用途。因此，康复专业人员需要深入了解评定设备的工作原理、适用范围、禁忌证和操作注意事项，准确把握患者功能障碍部位、障碍性质、障碍类型和障碍程度，确保评估的准确性，为制订个性化康复方案奠定基础，最终提高康复治疗的效果。

1. 人体形态评定设备

确定由于形态变化导致的功能障碍及其程度。常用设备有人体磅秤、身高尺、普通软尺、钢卷尺等。

2. 神经系统反射评定设备

反射评定设备可辅助判断评定对象中枢神经系统的发育状况和损害状况，为制订康复治疗

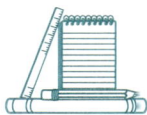

方案提供依据。常用设备有叩诊锤、棉签等。

3. 心肺功能评定设备

心肺功能是人体新陈代谢的基础，是维持人体生命不可缺少的重要功能，心肺功能评定设备对心血管疾病和呼吸系统疾病的诊断、了解心肺功能储备和适应能力、制订康复处方及判断预后具有重要的意义。常用设备有多导联心电图仪、心电血压监测仪、肺功能测定仪器、功率自行车、活动平板等。

4. 感觉功能评定设备

躯体感觉功能评定设备是康复评定中最重要和最常用的设备。常用设备有大头钉、测试管及试管架、棉花等。

5. 肌张力评定设备

肌张力的评定设备常用于神经康复治疗。常用设备有表面肌电图仪、压力式肌张力测试仪等。

6. 言语和语言功能评定设备

言语和语言功能评定设备能辅助判断患者是否有语言障碍及言语障碍。常用设备有听力计、录音机、手电筒、秒表、计算机辅助评定设备等。

7. 认知功能评定设备

认知功能评定设备能辅助评定患者对事物是否具有正确的理解、认识和反应。常用设备有计算机、各类量表、图片等。

8. 肌力评定设备

肌力评定设备有助于了解患者肌肉、神经的损害程度和范围。常用设备有握力计、捏压捏力器、等速肌力测试仪器等。

9. 关节活动度评定设备

关节活动度评定设备有助于了解患者关节活动范围。关节活动度常用的评定设备包括各型量角器、带刻度的尺子、电子测角器等。

10. 平衡与协调评定设备

平衡与协调评定设备能了解平衡功能障碍程度及协调障碍的程度。常用设备有平衡测试仪（计算机动态姿势图）等。

11. 步态分析评定设备

步态分析评定设备能对可能影响行走能力的患者进行步态分析，以评定患者是否存在异常步态及步态异常的性质和程度。常用设备有步态分析仪、秒表、计步器等。

二、运动疗法常用设备

1. 基本设备

基本设备包括姿势矫正镜、PT 训练床、PT 训练凳、悬吊架、训练球、重力球、运动垫、楔形垫、滚筒、肋木、康复机器人、等速训练系统等。

2. 肌力训练设备

肌力训练设备包括哑铃、拉力器、弹力橡胶带、重锤式手指训练器、肩关节活动训练器、沙袋、站立架、股四头肌训练椅等。

3. 增加关节活动范围设备

增加关节活动范围设备包括滑轮、肩关节训练器、肩梯、前臂旋转训练器、腕部训练器、

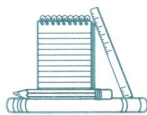

踝关节屈伸训练器、踝关节内翻、外翻训练器等。

4. 平衡、站立、移行训练设备

平衡、站立、移行训练设备包括平衡板、平行杠、助行器、电动站立床、训练用扶梯、轮椅、截瘫站立架、步行器等。

5. 增强耐力设备

增强耐力设备包括功率自行车、活动平板等。

6. 牵引设备

牵引设备包括颈椎牵引装置、腰椎牵引装置、电脑控制牵引装置、机械式关节训练器、电动式关节运动器等。

三、物理因子治疗常用设备

康复医学中，理疗设备扮演着不可或缺的角色，是治疗各类功能障碍性疾病的重要手段。这些设备的应用范围广泛，效果显著。随着科技的不断进步，理疗设备也在持续更新升级。现代康复治疗中，理疗设备往往与运动治疗、作业治疗、传统中医疗法等其他治疗方法协同使用，这种多方位的综合治疗模式，能够显著提升患者的康复效果。

1. 直流电疗设备

常见的直流电疗设备有直流电疗机、电极板、电极衬垫、输出导线、固定电极物品（沙袋、固定带）、绝缘布等。

2. 低频电疗设备

常见低频电疗设备有直流感应电流电疗仪、经皮神经电刺激治疗仪（一般为袖珍型电池供电的仪器）、低频脉冲电疗仪、电刺激电疗仪、神经肌肉电刺激电疗仪等。

3. 中频电疗设备

常见的中频电疗设备有音频电疗仪、参数可调的调制中频电疗仪、立体干扰电疗仪等。

4. 高频电疗设备

常见的高频电疗设备有短波治疗仪、超短波治疗仪、微波治疗仪、毫米波治疗仪等。

5. 光疗设备

常见的光疗设备有红外线治疗仪、红光治疗仪、蓝紫光治疗仪、氦 – 氖（He-Ne）激光器等。

6. 磁疗设备

常见的磁疗设备有磁片、磁珠、磁针、旋磁机、电磁治疗仪、磁振热治疗仪、骨质疏松治疗仪等。

7. 超声波治疗设备

常见的超声波治疗设备有超声波治疗仪、耦合剂、水槽、水袋、反射器等。

8. 传导热治疗设备

常见的传导热治疗设备有医用石蜡、恒温蜡疗仪、湿热袋、中药熏蒸仪、局部熏蒸治疗仪等。

9. 冷疗设备

常见的冷疗设备有浴桶、浴盆、水袋、冰敷袋、冷喷雾、冷疗机、液氮冷疗舱等。

10. 压力治疗设备

常见的压力治疗设备有正压顺序循环治疗设备、压力治疗舱、体外反搏仪、压力衣、压力垫、弹性绷带等。

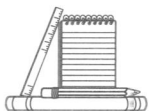

11. 冲击波治疗设备

常见的冲击波治疗设备有液电式体外冲击波治疗机、压电式冲击波治疗机、电磁式冲击波治疗机、气压弹道式冲击波治疗机等。

四、作业治疗常用设备

针对日常生活作业功能，包括自我照顾、工作和休闲，需要对不同功能障碍患者选择合适的作业治疗设备。

（一）上肢及手作业器材

上肢及手作业器材包括滚筒、分指板、黏土、弹力带、橡皮筋网、重锤式手指肌力训练桌、插孔板、螺丝箱、走珠迷宫、上肢机器人、虚拟现实系统等。

（二）工艺作业器材

1. 木工作业常用器材

木工作业常用器材包括锯、刨、木工台、螺丝刀、钳子、锤子、软尺、砂纸、刷子、记号笔、木板、合成板、钉子、油漆等。

2. 金工作业常用器材

金工作业常用器材包括台钳、铁锤、扳手、钳子、镊子、直尺、切割机、各种金属材料、钉子、螺丝等。

3. 制陶作业常用器材

制陶作业常用器材包括转盘（陶车）、面板、面杖、金属棒、竹刮板、瓷器刀、石膏粉、陶土、黏土等。

4. 手工艺类作业器材

手工艺类作业器材包括编织筐、毛衣棒针、钩针、毛线、藤条、编织用草、布尺、拆线器、丝线、刻板、刻刀、复写纸、彩纸、绒纸等。

（三）职业技能训练器材

职业技能训练器材包括 BTE 工作模拟器、电脑、木工工具、金工工具、建筑工工具、维修工工具等。

（四）日常生活活动能力训练器材

1. 床上活动训练器材

床上活动训练器材包括 PT 训练床、枕头、防压疮体位垫等。

2. 转移活动训练器材

转移活动训练器材包括 PT 训练床、轮椅、步行器、拐杖、椅子、坐便器、浴盆等。

3. 自我照顾训练器材

自我照顾训练器材包含以下器材。

（1）更衣训练器材　包括穿衣棍、系扣钩、鞋拔、穿袜器、魔术贴等。

（2）饮食训练器材　包括弹簧筷子、粗手柄勺（叉）、弯柄勺（叉）、掌套式勺（叉）、掌持式勺（叉）、带吸管杯子、双柄杯子、自动喂食器、防滑垫、防洒碟等。

（3）个人卫生训练器材　包括长柄/弯柄梳子（刷子）、掌持式梳子（刷子）、改装指甲钳、坐便椅、集尿器、淋浴椅、防滑沐浴垫等。

4. 家务活动及社会活动能力训练器材

（1）家务活动训练器材　包括多功能开启器、取物器、固定器、钥匙扳手、单手操作钉耙、

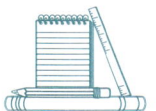

扫帚、拖把、带钉砧板等。

（2）社会活动能力训练器材　包括通信类自助具、口棍、书夹、握笔夹等。

（五）认知训练用具

认知训练用具包括计算机认知训练系统、积木、图画、色彩卡片、球类、几何图形、纸张、笔墨等。

（六）文娱治疗用具

文娱治疗用具包括各种乐器、音箱、麦克风，各种画笔、画纸、颜料、文房四宝（笔、墨、纸、砚），各种球类，各种棋类，带牌夹的扑克牌等。

（七）环境控制系统

环境控制系统包括家庭智能化控制系统等。

五、言语治疗和语言治疗设备

在发达国家，康复机构广泛采用先进的计算机和电子设备，用于诊断和治疗言语及语言障碍。这些高科技设备的应用便于患者居家康复，不仅提高了治疗效果，还推动了远程康复医疗的发展。这种基于科技的康复模式，不仅提高了言语治疗的效率和质量，还大大增加了康复服务的可及性。它既为患者提供了更灵活、更便捷的康复选择，同时也为医疗资源分配不均的问题提供了言语治疗创新解决方案。

1. 基本设备

基本设备包括录音机、录音笔、节拍器、压舌板、图卡、词卡、句子卡、情景卡、计时器、部分生活常见实物等。

2. 交流辅助设备

交流辅助设备包括用图片或文字制作的交流板和电子交流仪器等。

3. 电脑语言训练设备

电脑语言训练设备包括言语障碍评估与训练系统、听觉统合训练系统等。

4. 吞咽障碍治疗常用设备

吞咽障碍治疗常用设备包括神经肌肉电刺激治疗仪、吞咽障碍治疗仪、喉镜等。

5. 其他设备

其他设备包括电子喉发音器、电子语音合成器、电子阅读器、助听器等。

六、康复工程常用设备

康复工程常用设备主要包含假肢、矫形器和康复辅助器具。假肢用于弥补截肢患者的肢体残损，代偿其失去的肢体功能。常用假肢有装饰性假肢、索控式假肢、肌电控制式假肢等。矫形器是为了预防或矫正四肢、躯干的畸形，或治疗肌肉骨骼系统疾病并补偿其功能。常见的矫形器有手矫形器、腕手矫形器、肘腕手矫形器、肩肘腕手矫形器、踝足矫形器、膝矫形器、膝踝足矫形器、髋膝踝足矫形器、颈矫形器、胸腰骶矫形器等。

七、传统康复常用设备

传统康复技术通过一系列中医传统治疗手段提升治疗效果。常用设备有毫针、电针治疗仪、针刀、艾条、艾绒、艾灸盒、三棱针、火罐、按摩床等。

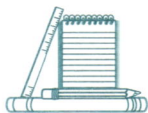

复习思考题

1. 简述康复病历的种类及其特点。

2. 简述物理治疗技术的范畴。

3. 简述作业活动的分类。

4. 根据不同的分类原则,推拿基本手法可分为哪些类别?

5. 常用的运动治疗设备有哪些?

扫一扫,查阅
复习思考题答案

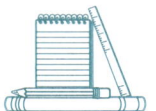

模块五　疾病康复治疗基础

【学习目标】

1.掌握常见疾病的康复治疗原则。

2.熟悉常见疾病的康复治疗方法。

3.了解康复工作中常见疾病的临床表现与康复问题。

项目一　神经系统疾病

案例导入

患者男，66 岁，因"左侧肢体无力 3 月余"入院。3 个月前患者情绪激动后突感左侧肢体无力，伴头晕，急送至当地医院就诊，行颅脑 CT 检查提示右基底节脑出血。入院后予脱水等保守治疗后病情逐渐稳定，但肢体功能改善不明显。1 个月后出院，继续口服神经细胞营养药物、降血压药物，未行康复治疗。现肢体功能较前有所好转，可在 1 人间断搀扶下行走，左肩关节疼痛。既往有高血压病史 20 余年，未曾规律服药。

查体：神志清楚，言语清晰，生命体征平稳，心肺功能未见异常。Brunnstrom 分级：左侧上肢Ⅲ期，左下肢Ⅳ期。手功能评级：辅助手 B。

问题：该患者如何实施康复治疗？

神经系统常见疾病有脑卒中、颅脑损伤、脊髓损伤、脑性瘫痪、周围神经损伤、阿尔茨海默病等。

一、脑卒中

（一）概述

脑卒中也称脑血管意外，是指突然发生的、由脑血管病变引起的局限性脑功能障碍，并持续超过 24 小时或引起死亡的临床综合征。

1.分类

（1）缺血性脑卒中　又名脑梗死，指脑部血液供应障碍，缺血引起的局限性脑组织坏死或脑软化，包括脑血栓形成、脑栓塞和腔隙性脑梗死。

（2）出血性脑卒中　指非外伤性脑血管出血、血肿压迫脑组织造成的脑损伤，包括脑出血、蛛网膜下腔出血等。

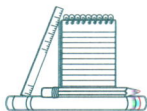

2. 主要临床表现

（1）缺血性脑卒中　起病缓慢，起初多以肢体麻木无力、语言不利、偏瘫、面瘫为主要表现，无明显头痛、呕吐、意识障碍。

（2）出血性脑卒中　多有高血压病史，易在情绪激动时发病，起病急。多数患者病前无预兆，部分患者存在头痛、头晕、肢体麻木等症状。

3. 主要功能障碍

（1）运动功能障碍　常见的运动功能障碍是偏瘫，早期表现为软瘫，后期表现为典型的痉挛模式，上肢为屈肌痉挛模式，下肢为伸肌痉挛模式，伴有共同运动、联合反应等异常运动模式。①共同运动：指患者在完成患侧肢体某一关节活动时，不能单独完成单个关节运动，相邻关节或整个肢体出现相同的不可控制的运动。主要有上肢屈曲共同运动模式和下肢伸展共同运动模式。②联合反应：指患者健侧肢体在进行抗阻收缩运动时，引起患侧肢体相应部位反射性肌张力增高，阻力越大，联合反应越明显。

（2）感觉障碍　以偏身感觉障碍为常见。主要包括浅感觉障碍、深感觉障碍、复合感觉障碍和特殊感觉障碍。

（3）认知障碍　常见的有注意力障碍、记忆力障碍、思维障碍、失认症、失用症，严重者表现为痴呆症状。

（4）言语障碍　以失语症和构音障碍为主要表现。

（5）日常生活活动能力障碍　脑卒中患者由于上述运动、感觉、认知、吞咽等方面的功能障碍，导致日常生活自理能力下降，出现日常生活活动能力障碍。

（6）其他　①肩关节半脱位：由于肌肉松弛、关节活动范围增大，肩关节失去正常锁定机制而引发的肩关节半脱位症状。②肩手综合征：患侧上肢肩和手疼痛、肿胀、皮温升高，手指屈曲受限，产生挛缩。③失用综合征：长期卧床或长期制动引起的肌肉萎缩、关节挛缩等症状。④误用综合征：在治疗过程中造成的人为性损伤，包括肌腱、韧带和肌肉的损伤，关节的变形，痉挛的加重等。

（二）康复评定

1. 神经损伤严重程度评定

神经损伤严重程度采用 1995 年全国第四次脑血管病学术会议制定的评定标准进行评定。

2.Brunnstrom 运动功能评定

根据肌张力的变化和运动功能情况，Brunnstrom 将偏瘫肢体功能的恢复过程分为六阶段来评定（表 5-1）。

3. 感觉功能评定

（1）浅感觉评定　主要对偏瘫侧的触觉、痛觉、温度觉、压觉进行评定。

（2）深感觉评定　主要对偏瘫侧肢体的关节位置觉、震动觉、运动觉进行评定。

（3）复合感觉障碍评定　主要是对皮肤定位感觉、两点间辨别觉、体表图形觉、实体觉和重量觉进行评定。

（4）特殊感觉的功能评定　最常见有偏盲，偏盲是因患者半侧视野缺陷导致的，表现为看不到盲侧空间的物体，因此导致身体姿势异常和生活的困难，可选用视野粗测法和精确视野测定法。

4. 认知功能评定

脑卒中后因大脑损害的部位、范围、性质、程度的不同，会引发形式多样、程度不一的认知功能障碍，因病理机制与颅脑损伤后的认知障碍相同，故评定内容详见颅脑损伤认知障碍评定。

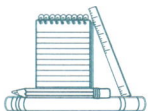

5. 言语功能评定

言语功能评定主要对失语症、构音障碍进行评定。

6. 吞咽功能评定

脑卒中患者常伴有摄食 – 吞咽功能障碍，主要发生在口腔期和咽期，患者易发生营养不良、吸入性肺炎。最常用的方法是洼田饮水试验。

7. 日常生活活动能力（ADL）评定

脑卒中后，对于患者的 ADL 根据功能程度和评定的时间阶段分别采用 Barthel 指数分级法、Katz 分级法、Kenny 自理评定和 FIM 功能独立性测评进行评定。

知识链接

表 5–1　Brunnstrom 运动功能恢复分期

分期	运动特点	上肢	手	下肢
I	无随意运动	无任何运动	无任何运动	无任何运动
II	引出联合反应、共同运动	仅出现协同运动模式	仅有极细微的屈曲	仅有极少的随意运动
III	随意出现的共同运动	可随意发起协同运动	可有钩状抓握，但不能伸指	在坐和站立位上，有髋、膝、踝的协同性屈曲
IV	共同运动模式打破，开始出现分离运动	出现脱离协同运动的活动：肩 0°，肘屈 90° 的条件下，前臂可旋前、旋后；肘伸直情况下，肩可前屈 90°；手臂可触及腰骶部	能侧捏和松开拇指，手指有半随意的小范围伸展	在坐位上，可屈膝 90° 以上，足可向后滑动。足跟不离地的情况下踝可背屈
V	肌张力逐渐恢复，有分离精细运动	出现相对独立于协同运动的活动：肩前屈 30°～90° 时，前臂可旋前旋后；肘伸直时，肩可外展 90°；肘伸直，前臂中立位，上肢可举过头	可做球状和圆柱状抓握，手指同时伸展，但不能单独伸展	健腿站，患侧腿可先屈膝，后伸髋；伸膝情况下，踝可背屈
VI	运动接近正常水平	运动协调近于正常，手指指鼻无明显辨距不良，但速度比健侧慢（≤5 秒）	所有抓握均能完成，但速度和准确性比健侧差	在站立位可使髋外展到抬起该侧骨盆所能达到的范围；坐位下伸直膝可内外旋下肢，合并足内外翻

（三）康复治疗

脑卒中的康复治疗原则：早期康复、综合治疗、循序渐进、主动参与。

康复治疗分期分为急性期康复、恢复期康复和后遗症期康复三个阶段。

1. 急性期康复

（1）康复目标　防止并发症发生；增加感觉刺激，诱发肢体主动运动；预防和减轻痉挛。

（2）康复治疗　良肢位摆放、体位变换、关节活动度训练、改善软瘫、Rood 技术、牵伸技术、神经促通技术、传统治疗中的针刺疗法、物理因子治疗、电动起立床的应用等。

2. 恢复期康复

（1）康复目标　抑制痉挛、联合反应，打破共同运动模式，恢复正常运动模式；易化正确的运动模式，促进分离运动尽早出现；指导主动活动并与日常生活活动相结合；加快功能障碍

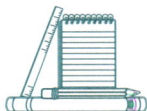

的改善。

（2）康复治疗　①运动功能训练：抑制躯干的痉挛、抑制上肢屈肌痉挛、抑制下肢伸肌痉挛、神经生理疗法、卧位运动、卧坐转移、坐位训练、坐站转移、站立训练、物理因子治疗、步行训练及上下阶梯训练。②作业训练。③言语功能训练。④吞咽功能训练。⑤中国传统康复等。

3. 后遗症期康复

后遗症期是指脑卒中发生半年以后仍有各方面功能障碍的时期。本期的康复治疗目标是加强残存能力和已有的功能训练，避免失用综合征和误用综合征及其他并发症的发生。可在社区继续康复治疗，进行家庭、社区治疗，进行家庭、社区环境改造，帮助患者重返家庭和社会。

4. 健康教育

脑卒中的健康教育主要针对易患人群和已患病者，分别进行脑卒中危险因素和诱发因素的知识普及宣传和教育，增强患者对于脑卒中的预防保健意识，减少脑卒中的发生率和复发率。

（1）对没有发生过脑卒中但存在脑卒中危险因素的人群，普及可干预的危险因素的预防知识，提倡健康的生活方式，包括戒烟、限酒、适量运动、控制体重、降低胆固醇、低盐低脂饮食等。

（2）对脑卒中危险人群如高血压、糖尿病、动脉硬化血管病和心脏病患者进行诊断、治疗和监控，降低发生脑卒中的风险。

（3）积极帮助和指导易患人群消除脑卒中的诱发因素，如情绪激动、过度劳累、用力过猛等，使其保持心理平衡、乐观心态。

（4）对脑卒中患者早期进行规范的康复治疗，减轻功能障碍的程度。引导患者正确理解并积极配合治疗，规范系统地进行康复治疗和训练。

二、颅脑损伤

（一）概述

颅脑损伤（traumatic brain injury，TBI）是指外界暴力直接或间接作用于头颅而造成的损伤，常与身体其他部位的损伤复合存在。存活者常遗留有意识、运动、感觉、认知、言语、排便排尿等方面的功能障碍。颅脑损伤主要见于交通事故、运动损伤、工伤、跌倒、砸伤等。颅脑损伤的康复针对患者存在的意识、认知、情绪情感、运动、感觉、言语等功能障碍进行训练，使患者最大限度地恢复身心和社会功能，重返家庭，重返社会。

1. 分类

（1）按损伤方式　①闭合性颅脑损伤：头皮、颅骨、硬脑膜至少有一层保持完整，脑组织不与外界相通。②开放性颅脑损伤：多由锐器损伤，造成头皮、颅骨和硬脑膜破裂，脑组织与外界相通。

（2）按损伤部位　①局部颅脑损伤：外力作用于脑导致局部脑损伤。②弥漫性颅脑损伤：脑组织广泛损伤，患者表现为深度昏迷、严重者出现植物状态。

（3）按发病时间　①原发性颅脑损伤：指暴力作用于头部即刻发生的损伤。②继发性颅脑损伤：指受伤一定时间后出现的脑水肿、颅内血肿等。

（4）按血肿部位　①硬膜外血肿：血肿位于颅骨与硬脑膜之间。②硬膜下血肿：血肿位于硬脑膜下腔。③脑内血肿：血肿位于大脑皮层或脑白质深部。

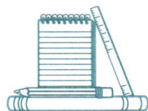

2. 主要功能障碍

颅脑损伤后常见的功能障碍包括意识障碍、认知障碍、运动障碍、感觉障碍、言语障碍、情绪情感障碍和其他功能障碍。

（二）康复评定

1. 颅脑损伤严重程度评定

格拉斯哥昏迷量表（Glasgow coma scale，GCS）、创伤后遗忘（post traumatic amnesia，PTA）量表。

2. 认知功能评定

主要包括认知功能障碍的筛查、认知障碍的成套测验、认知功能障碍严重程度分级、注意、记忆、思维、失认症、失用症等内容。

3. 运动功能评定

颅脑损伤可引起肢体瘫痪、肢体痉挛、异常姿势和运动模式、平衡协调等障碍。其表现与脑卒中所致的运动障碍相似，可参考脑卒中"运动功能评定"部分。

4. 感觉功能评定

其表现与脑卒中所致的运动障碍相似，可参考脑卒中"感觉功能评定"部分。

5. 言语功能评定

颅脑损伤患者言语障碍可表现为错乱言语、构音障碍、失语、命名障碍、言语失用、阅读及书写障碍。

6. 情绪障碍评定

颅脑损伤后情绪障碍常可用汉密尔顿焦虑量表（HAMA）、汉密尔顿抑郁量表（HAMD）进行评定。

7. 日常生活活动能力（ADL）评定

颅脑损伤患者多有认知功能障碍，日常生活能力宜采用功能独立性评定（FIM）量表进行评定。

8. 颅脑损伤的预后评定

颅脑损伤患者由于损伤程度和损伤后的功能障碍表现不同，其预后受到各种因素的影响，可以根据各种影响颅脑损伤预后的临床因素进行预测。

9. 颅脑损伤的结局评定

可采用格拉斯哥结局量表（Glasgow outcome scale，GOS）进行评定。

（三）康复治疗

颅脑损伤的康复治疗分期分为急性期康复、恢复期康复和后遗症期康复三个阶段。

1. 急性期康复

颅脑损伤患者生命体征平稳、颅内压持续 24h 稳定在 20mmHg 以内，即可开始康复治疗。

（1）康复目标　预防并发症，促进觉醒，促进功能恢复。

（2）康复治疗　通过床上良肢位的摆放、定时翻身、呼吸排痰训练、关节被动活动、传统康复等预防并发症；使用药物、多感觉刺激、穴位刺激等方式进行促醒治疗。

2. 恢复期康复

颅脑损伤患者急性期过后，病情趋于稳定，可开始进行恢复期的全面康复治疗。

（1）康复目标　改善患者的认知功能，最大限度地恢复患者的运动、语言、感觉、心理等功能，提高患者的日常生活能力和社会适应能力。

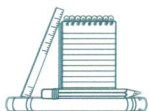

（2）康复治疗　记忆障碍的康复治疗、注意障碍的康复治疗、思维障碍的康复训练、感知障碍的康复治疗、行为障碍的康复治疗、运动障碍的康复治疗、感觉障碍的康复治疗、言语障碍的康复治疗、日常生活活动障碍的康复治疗。

3. 后遗症期康复

颅脑损伤患者通过急性期和恢复期的康复训练后，仍存在功能障碍者，应学会用新的方法代偿功能不全，增强在各种环境中的独立生活和适应能力，重返社会。此期康复治疗内容包括：①加强残存功能的训练，防止并发症的出现和进一步加重。②进行家庭环境的改造和使用矫形器及辅助器具进行缺失功能的代偿。③加强日常生活活动能力的训练和社会适应性训练，使其逐渐融入家庭和社会。④继续进行物理因子治疗和传统康复治疗等其他治疗。

三、脊髓损伤

（一）概述

脊髓损伤（spinal cord injury，SCI）指由于各种原因（外伤性和非外伤性）引起的脊髓结构、功能的损害，造成损伤平面以下运动、感觉、自主神经功能障碍。脊髓损伤的康复主要针对患者存在的运动、感觉、自主神经、呼吸、排尿及排便等功能障碍进行训练，使患者最大限度地恢复身心和社会功能，重返家庭，重返社会。

1. 分类

（1）根据损伤部位分类　①四肢瘫：颈段脊髓（$C_1 \sim T_1$）损伤造成上肢、躯干、下肢及盆腔脏器的功能损害时称四肢瘫。②截瘫：胸段以下脊髓（T_1 以下，包括马尾和圆锥）损伤造成躯干、下肢及盆腔脏器功能障碍而未累及上肢时称截瘫。

（2）根据严重程度分类　可分为完全性脊髓损伤和不完全性脊髓损伤。

2. 主要功能障碍

运动功能障碍、感觉功能障碍、呼吸功能障碍、循环功能障碍、排尿功能障碍、排便功能障碍、性功能障碍、心理障碍。

（二）康复评定

1. 脊髓休克的评定

由于脊髓休克期无法对损伤平面和损伤程度做出正确的评定，因此首先要对患者是否通过脊髓休克期进行评定。对患者进行直接肛门反射或间接（球海绵体 – 肛门反射）肛门反射检查，若检查出现肛门外括约肌收缩则提示脊髓休克期已结束，可以进行神经损伤平面和损伤严重程度的评定。

2. 神经损伤平面的评定

神经损伤平面指在脊髓损伤后身体双侧有正常的运动和感觉功能的最低脊髓节段，该平面以上感觉和运动功能完全正常。例如 T_{10} 脊髓损伤，意味着 $C_1 \sim T_9$ 脊髓节段的功能仍然完好，$T_{10} \sim S_5$ 脊髓节段功能障碍。

3. 神经损伤严重程度的评定

脊髓损伤严重程度的评定采用美国脊髓损伤学会 ASIA 损伤程度分级标准，以脊髓最低段 $S_4 \sim S_5$ 的运动和感觉功能来判断。

4. 痉挛评定

目前临床上多采用改良的 Ashworth 痉挛评定量表。

5. 日常生活活动能力（ADL）评定

根据功能程度和评定的时间阶段分别采用 Barthel 指数分级法、Katz 分级法、Kenny 自理评

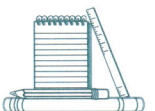

定和 FIM 功能独立性测评进行评定。

6. 脊髓损伤平面与功能预后的评定

完全性脊髓损伤可根据不同的损伤平面预测其功能恢复情况，不完全性脊髓损伤的预后可根据残存功能参照上述目标进行评定。

（三）康复治疗

脊髓损伤的康复治疗包括急性期康复治疗和恢复期康复治疗。

1. 急性期康复

（1）康复目标　防止呼吸系统感染、泌尿系统感染、压疮、深静脉血栓、关节挛缩畸形及异位骨化等并发症，促进脊髓神经功能恢复。

（2）康复治疗　正确体位摆放、关节被动运动、坐起和站立训练、呼吸及排痰训练、膀胱直肠训练、物理因子治疗、矫形器的使用等。

2. 恢复期康复

（1）康复目标　促进患者功能恢复，提高患者日常生活活动能力。

（2）康复治疗　肌力训练、肌肉牵伸训练、翻身训练、坐起训练、坐位训练、转移训练、轮椅训练、站立训练、步行训练、日常生活活动能力训练、排尿训练、心理治疗。

3. 并发症康复

（1）自主神经功能障碍　T_6 水平以上的脊髓损伤患者过了脊髓休克期后由于膀胱充盈、便秘、感染、痉挛等不良刺激，会引发突发性高血压、头痛、面部潮红、多汗、恶心、皮肤充血和心动过缓等自主神经反射亢进的表现。其治疗要尽快消除诱因，立即抬高床头或采取端坐位，轻症患者可以服用降血压药，较严重时需进行交感神经阻滞。

（2）深静脉血栓　深静脉血栓是脊髓损伤患者循环系统常见的并发症。部分患者会出现下肢肿胀、体温升高、肢体局部温度升高等临床表现。早期预防可以应用弹性绷带，适当抬高患肢，也可使用血流助动仪，定时从肢体远端向近端充气加压及放气减压。确诊后采用阿司匹林或肝素进行抗凝治疗，为防止栓子脱落，尽可能不移动肢体，要减少活动。还可以用物理因子控制局部炎症。

（3）异位骨化　异位骨化通常是在脊髓损伤患者损伤平面以下无骨的部位形成骨组织，常见于髋关节，局部多有炎症反应，应用消炎止痛药、物理因子、手术等方法可以治疗。

四、脑性瘫痪

（一）概述

脑性瘫痪（cerebral palsy，CP）简称"脑瘫"，指自受孕开始至出生后一个月内，由于各种原因所导致的非进行性脑损伤和发育缺陷所导致的综合征，以姿势异常及中枢性运动功能障碍为主要表现。脑瘫不是一个独立的疾病，而是由于脑损伤而导致的综合征。往往伴有（常并发）感觉、视听觉、认知、言语（交流）和摄食障碍，以及精神发育迟滞、癫痫、行为紊乱、继发性肌肉骨骼病变等一系列问题。

小儿脑瘫的发生率在发达国家平均为 2% ~ 3%，我国为 1.5% ~ 5%，目前全国共有约 31 万例脑瘫患儿，每年新增 4.6 万例。脑瘫的防治重点是早发现、早诊断、早治疗，近年来开展的高危儿的早期干预成为热点，可以减少脑瘫的发病率及致残率。

1. 分类

痉挛型、不随意运动型、强直型、共济失调型、肌张力低下型、混合型。

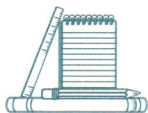

2. 主要功能障碍

（1）出生后 1～6 个月异常表现　患儿身体发软，自发运动减少，这是肌张力低下的症状，在 1 个月内可见到。如果持续 4 个月以上，则为重症脑损伤。

（2）出生后 7～12 个月异常表现　患儿主要表现为不能翻身，不能使用下肢，不能使用单手，指对指的精细动作不灵活，不能独坐，不能独站，尖足站立，不能迈步等。

（二）康复评定

1. 运动功能评定

主要通过观察全身的粗大运动和上肢的精细运动评定。运动功能发育异常主要表现在发育落后和发育分离。一般认为运动功能发育异常是运动发育延迟 3 个月以上，同时伴有异常姿势和异常运动模式。

2. 神经发育综合评定

小儿反射发育能十分准确地反映中枢神经系统的发育情况，其方法简单、无痛、无损伤，不受患儿主观影响，经济实用，是一种理想的检查方法。

3. 关节活动度评定

头部侧向转动试验、围巾征、臂弹回试验、腘窝角、足背屈角、跟耳试验、股角（又称内收肌角）。

4. 协调功能评定与精细动作的评定

通过对患儿协调功能及精细动作的评定可了解四肢的共济活动、协调能力及手指基本功能状况。

5. 特殊感觉评定

①视觉障碍：检查有无斜视、弱视、屈光不正、散光等。②听觉障碍：可利用客观的电测听及脑干诱发电位进行评定。

6. 儿童 ADL 评定

目前国内主要采用中国康复研究中心制定的脑瘫患儿日常生活活动能力（ADL）评定表。

7. 言语功能评定

针对语言发育迟缓和运动性构音障碍进行评定。

8. 智力评定

最常用的评定方法有丹佛发育筛查测验，适用于 6 岁以内儿童。

（三）康复治疗

1. 康复目标

采用医疗、康复、教育、矫形等综合治疗手段，最大限度地减少功能障碍，减轻继发性残疾，使患儿在身体、心理、职业、社会等方面达到最大的恢复和补偿，力求实现最佳功能和独立性，或者借助辅助器具，提高患儿生活质量，使患儿最大限度地回归家庭、参与和分享社会成果。

2. 康复治疗

运动疗法、日常生活活动能力训练、言语治疗、引导式教育、感觉统合训练、多感官刺激、游戏及文体治疗、传统康复治疗技术、悬吊训练疗法（SET）、心理治疗、水疗、药物治疗、康复工程、手术治疗。

知识链接

悬吊训练疗法（SET）

悬吊训练疗法以神经－肌肉激活技术为基础，通过改变悬吊点、运用弹性绳、调整

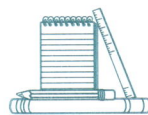

稳定程度、增减悬吊度及改变悬吊肢体躯干位置等技巧，让身体在不稳定状态下进行各种力量练习，能够充分调动儿童主动参与的乐趣，调动及训练患儿身体深部感觉的综合协调能力、增强其核心力量和核心稳定性，协助患儿肢体活动、提升关节稳定性，帮助其更好地完成坐位、四点位及立位，以提高运动能力。悬吊训练主要解决三大问题：①感觉运动控制。②稳定性（协调）。③肌力问题。

五、周围神经损伤

（一）概述

周围神经（peripheral nerve）指脑和脊髓以外的所有神经，包括神经节、神经干、神经丛及神经终末装置。周围神经可根据连于中枢部位的不同分为连于脑的脑神经和连于脊髓的脊神经，脑神经有 12 对，脊神经有 31 对。周围神经还可根据分布的对象不同分为躯体神经和内脏神经，躯体神经分布于体表、骨、关节和骨骼肌，内脏神经分布于内脏、心血管、平滑肌和腺体。

周围神经损伤指周围神经丛、神经干或其分支因受到外力作用而发生损伤，导致躯干和肢体的运动、感觉及自主神经功能障碍的一种临床病症。如不尽早进行有效治疗，将会影响受累肢体的结构发育，从而影响患者生活、学习及工作，对心理发育也有一定影响。周围神经损伤主要表现为运动功能障碍、感觉功能障碍、神经营养性改变，多需手术治疗，部分患者能被治愈，但也有少数患者终身残疾。

1. 主要病因

多由切割伤、牵拉伤、挫伤等导致，可造成严重的功能障碍甚至肢体残疾，好发于老年人和糖尿病患者。

2. 主要功能障碍

感觉障碍、运动障碍、反射障碍、自主神经功能障碍、肌肉萎缩。

（二）康复评定

1. 感觉功能评定

包括触觉、痛觉、温度觉、压觉、两点辨别觉、皮肤定位觉、图形辨别觉、实体觉、运动觉、位置觉、神经干叩击试验（Tinel 征）等。

2. 感觉功能恢复的评定

英国医学研究院神经外伤学会将神经损伤后的感觉功能恢复情况分为 6 级。

3. 运动功能评定

根据病史、症状及体征，可进行关节活动度、肌力及运动功能恢复情况的评定。

4. 日常生活活动能力（ADL）评定

包括躯体日常生活活动能力（PADL）评定和工具性日常生活活动能力（IADL）评定。

5. 周围神经电生理学评定

周围神经电生理学评定能较好地反映神经肌肉所处的功能状态，具有诊断和功能评定的价值，对判断周围神经病损的部位、范围、性质、程度和预后等均有重要价值。

6. 反射检查

常用的有角膜反射、腹壁反射、提睾反射、肱二头肌肌腱反射、肱三头肌肌腱反射、桡骨骨膜反射、跟腱反射等，临床上深反射和浅反射的消失意味着病情严重，提示预后不良。进行

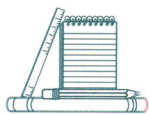

反射检查时，需双侧对比进行。

（三）康复治疗

周围神经损伤的康复治疗原则：尽早消除病因，减轻对神经的损伤，防止肢体挛缩变形，促进神经再生，防止肌肉萎缩，使神经传导功能、肌力、耐力及运动协调得到恢复；必要时配合手术治疗；采取综合治疗措施，改善神经损伤所致的功能障碍。

康复治疗包括早期康复治疗和恢复期康复治疗。

1. 早期康复

（1）康复目标　及早消除炎症、水肿，减轻对神经的损害，预防关节挛缩的发生，为神经再生做好准备。

（2）康复治疗　良肢位摆放、运动疗法、肢体按摩、物理因子的应用、肢体出现肿胀的处理、受累部位的保护、药物治疗。

2. 恢复期康复

（1）康复目标　防止肌肉萎缩、促进神经再生、增强肌力和恢复神经正常功能，防止肢体发生挛缩畸形，改善患者的日常生活和工作能力，提高患者的生活质量。

（2）康复治疗　神经肌肉电刺激疗法、运动疗法、作业治疗、ADL 训练、感觉训练、矫形器的应用、心理治疗、手术治疗。

六、阿尔茨海默病

（一）概述

阿尔茨海默病（Alzheimer's disease，AD）是一种中枢神经系统的退行性病变，主要发生在老年或老年前期。疾病的主要特征包括进行性的认知功能障碍和行为损害。阿尔茨海默病是痴呆症最常见的形式，可能占病例数的 60% ～ 70%。

1. 分类

（1）按症状表现和病情严重程度分类　①轻度：记忆丧失是阿尔茨海默病的首发症状，可出现记忆力下降、轻微语言障碍和情绪波动。②中度：记忆力严重减退，反应迟钝，日常生活能力下降。③重度：记忆力严重丧失，或出现行为异常，如漫无目的地闲逛、激动、大喊大叫等，甚至丧失与外界接触的能力。

（2）按遗传学分类　①家族性：阿尔茨海默病的发病多与特定基因突变相关，可在家族中遗传。②散发性：按疾病发病年龄则无明确遗传背景，可能与多种因素如环境、生活方式、年龄等相关。

（3）按疾病发病年龄分类　①早老性痴呆：疾病发生在 65 岁以前。②老年性痴呆：发生在 65 岁及以后。

2. 主要功能障碍

（1）认知功能障碍　有记忆障碍、语言障碍、失用、失认及计算、判断、概括、综合分析、解决问题等执行功能障碍。

（2）非认知性神经精神症状　常表现为焦虑、抑郁、淡漠、妄想、幻听、视幻觉、睡眠障碍、冲动攻击、饮食障碍、性行为异常等。

（二）康复评定

1. 痴呆程度筛查

简易精神状态检查（MMSE）、画钟表试验。

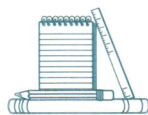

2. 记忆功能评定

韦氏记忆量表、波士顿命名测验。

3. 知觉障碍评定

躯体构图障碍的评定、视空间关系障碍的评定、失认症的评定、失用症的评定、注意障碍的评定。

4. 日常生活活动能力（ADL）评定

包括基本日常生活能力和复杂的工具性日常生活能力的评定。

5. 社会参与能力评定

包括评价患者参与各种社会活动的情况。

（三）康复治疗

阿尔茨海默病的康复治疗原则：个体化治疗，综合康复训练，以提高患者生存质量为目标，充分发挥痴呆患者剩余的功能，重点改善其生活自理和参加休闲活动的能力。

1. 康复目标

改善患者的认知功能，减轻非认知性神经精神症状，提高其社会生活能力，延缓痴呆的发展。

2. 康复治疗

记忆功能训练、注意力训练、思维训练、失认症和失用症的作用训练、传统康复治疗。

3. 健康教育

给予老年人调整饮食结构、改变生活方式、加强适度有规律的体育锻炼、进行良好的人际交流等一系列健康教育措施，以期控制痴呆的进展。

知识链接

树立正确康复理念的意义

为居民大众提供全生命周期的健康服务，是新时代健康卫生工作的指导纲领，也是一名康复工作者的责任和使命。康复是全生命周期健康服务链上一个必不可少的环节，如果说临床医学的主要意义是延长人类生命的长度，那么康复医学的意义则是提升患者的生存质量，最大限度地恢复患者生活、学习和工作能力，使其重返社会、融入社会。世界卫生组织发布的《世界残疾报告》指出，康复不是一种简单的消费，也不是消耗社会资源，而是对社会资源的一项有益投资，因为它能培养人类的能力。从国家层面而言，康复能增加功能障碍人群重返社会、创造价值的机会，增加社会价值；对个人而言，康复可以帮助人们恢复工作能力，减轻家庭负担，为社会创造财富。

项目二　骨骼肌肉系统疾病

案例导入

患者女，38岁。因"颈项部疼痛伴左上肢麻木1月余"入院。患者1个月前无明显诱因出现颈项部疼痛，以局部酸胀痛为主，同时伴有左上肢麻木，症状时轻时重。

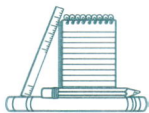

无潮热、盗汗，无心慌、胸闷，无恶心、呕吐等不适。曾到当地医院就诊，诊断为"颈椎病"，给予理疗、针灸等治疗，症状有所缓解。现为求进一步治疗到我院就诊。

查体：神志清楚，检查合作，生命体征平稳，心肺功能未见异常。颈椎无侧弯，生理弯曲存在，颈部肌肉紧张，局部压痛。

问题：该患者如何实施康复治疗？

骨骼肌肉系统疾病主要包括颈椎病、腰椎间盘突出症、骨折、软组织损伤、骨关节炎、手外伤、截肢、运动损伤、骨质疏松、肩周炎、关节置换术等。

一、颈椎病

（一）概述

颈椎病指由于颈椎椎间盘组织退行性改变及其继发病理改变，累及周围组织结构，引起的一系列临床症状和体征。临床常表现为颈背疼痛、手指发麻、上肢无力、行走困难、下肢乏力、头晕、恶心、呕吐等。

（二）康复评定

包括一般检查、特征性检查、影像学检查、颈椎关节活动范围评定、肌力评定、疼痛评定、电生理评定等。

（三）康复治疗

颈椎病具有自限性倾向，预后一般尚可。但脊髓型颈椎病治疗不当时，易遗留不同程度的残疾。

1. 颈椎牵引

颈椎牵引是目前治疗颈椎病应用较为广泛的治疗技术之一。颈椎牵引可解除颈部肌肉痉挛，缓解颈部疼痛；增大椎间隙和椎间孔，缓解神经根受压及刺激现象；解除对椎动脉的压迫，促进血液循环；调整颈椎小关节错位，恢复颈椎的正常功能。

2. 物理因子治疗

在颈椎病的治疗中，物理因子治疗也是较为有效且常用的方法之一，可以起到消肿止痛、改善循环、松解粘连、软化瘢痕等作用。常用的物理因子疗法有电疗、光疗、超声波治疗、磁疗、石蜡疗法、水疗、泥疗等。

3. 推拿及手法治疗

包括推拿按摩、常规关节松动、Maitland 手法等。操作时可选用多种手法，根据患者病情掌握好力度，手法要轻柔，切忌粗暴。

4. 医疗体操

颈椎操是专门针对颈椎病和颈肩部退行性改变的一套医疗体操，主要包括颈部的各方向运动，一般不做后仰运动；利用等长肌肉练习来增强颈部屈、伸肌群的力量；较多的肩带运动，可以放松颈肩部的肌肉。

5. 药物治疗

非甾体类抗炎镇痛药、镇静剂、维生素对颈椎病症状的缓解有一定的疗效。

二、腰椎间盘突出症

（一）概述

腰椎间盘突出症指腰椎间盘的纤维环破裂，髓核组织突出，压迫、刺激相应水平的一侧或

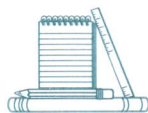

双侧腰骶神经根所引起的一系列症状和体征。临床可见腰臀部疼痛、下肢放射性疼痛、感觉障碍、肌力下降、腰部活动受限等。

（二）康复评定

包括一般检查、特殊检查、影像学检查、腰椎关节活动范围评定、肌力和耐力评定、疼痛评定、日常生活活动能力评定，还可根据患者实际情况进行心理评定、感觉评定、步态评定等。

（三）康复治疗

根据腰椎间盘突出症所处阶段的不同，可选择卧床、腰椎牵引、物理因子治疗、推拿及手法治疗、运动治疗等方法。以非手术治疗为主，少数患者需手术治疗。

1. 卧床休息

若为初次发作，应严格卧床休息，为保证疗效，建议大、小便均不应下床或坐起。卧床休息 3 周后可以在佩戴腰围的前提下起床活动，强调 3 个月内不做弯腰持物动作。待症状缓解后，可加强腰背肌锻炼，从而减少复发率。

2. 腰椎牵引

腰椎牵引是治疗腰椎间盘突出症较为有效且常用的方法之一，但必须严格掌握适应证、禁忌证、注意事项，并科学地设置牵引参数。

3. 物理因子治疗

物理因子治疗对腰椎间盘突出症患者有镇痛、消炎、促进血液循环、缓解肌紧张和松解粘连等作用，也是临床上不可或缺的治疗方法之一。常用的物理因子疗法：超短波疗法、超声波疗法、电脑中频电疗法、红外线疗法、石蜡疗法、温水浴疗法等。

4. 推拿及手法治疗

包括推拿治疗、Mckendzie 技术、Maitland 手法等。

5. 运动治疗

腰椎间盘突出症患者应结合运动疗法开展治疗，对缩短病程、减少发病率、改善功能有重要作用。通过运动治疗，可提高腰背肌肉张力，纠正力线，增强韧带弹性，活动椎间关节，维持脊柱正常形态。本病早期以增强腰背肌锻炼为主，恢复期以恢复腰部功能为主。

6. 药物治疗

非甾体类抗炎镇痛药可以缓解腰椎间盘突出症患者的疼痛症状，起到辅助的对症治疗作用。

7. 针灸治疗

针灸治疗采用腰部局部取穴配合远端穴位进行治疗，对腰椎间盘突出症有较好的镇痛作用，具体操作时可结合电针、灸法等。

三、骨折

（一）概述

骨折指骨或骨小梁的完整性受到破坏，或骨的连续性发生部分或完全中断。若骨骼本身已有病变，在遭受外力时发生骨折，称为病理性骨折。

骨折临床上常表现为畸形、活动异常、骨摩擦音和骨摩擦感等典型体征。骨折后的康复是在骨折复位和固定的基础上针对肢体的功能障碍采取相应的康复治疗，从而促进骨折的愈合，恢复肢体的功能，避免发生因固定而导致的肌肉萎缩、关节挛缩和肢体功能障碍，帮助患者适应日常生活、学习和工作。骨折可伴有疼痛、局部肿胀、瘀斑和功能障碍，常需借助 X 线检查确诊。成人常见骨折临床愈合时间如下（表 5-2）。

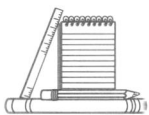

知识链接

表 5-2　成人常见骨折临床愈合时间

部位	平均时间（周）	部位	平均时间（周）
掌骨	2	肱骨外科颈	7
肋骨	3	胫骨	7
锁骨	4	胫腓骨	8
尺、桡骨	5	股骨干	8
肱骨干	6	股骨颈	12

（二）康复评定

包括骨折愈合情况评估、关节活动范围评定、肌力评定、肢体长度及围度测量、感觉功能评定、日常生活活动能力评定等。

（三）康复治疗

1. 运动治疗

运动治疗包括肢体的被动运动、辅助运动、主动运动和抗阻运动等，是消除肢体水肿最有效、最可行的方法。

（1）患肢肌肉等长收缩　骨折复位固定后应遵循动静结合的原则，待病情稳定后应进行患肢固定肌的等长收缩训练，以恢复肌肉的活动。每日训练 2～3 次，每次训练量应以不引起肌肉疲劳为度，时间为 5～10 分钟。

（2）进行未固定关节的屈伸活动　固定稳定后即可行患肢的运动训练，以促进肢体血液循环及增加骨折端的轴向生理压力，有利于消除肿胀、促进骨断端愈合，并可防止关节挛缩畸形。

（3）关节面骨折的训练　因关节面骨折常遗留严重的关节功能障碍，为了减轻障碍程度，固定 2～3 周后，应在保护下行受损关节不负重的主动运动，以扩大关节活动范围。

2. 作业治疗

作业治疗侧重于恢复患者的认知、操作和生活自理能力。骨折整复固定后，待患者全身状况和局部伤口条件许可，骨折断端稳定，即可开始作业治疗。

3. 物理因子治疗

（1）电疗法　采用适当的低频或中频电刺激病变的神经、肌肉，使之兴奋，发生收缩反应，这种收缩可促进局部血液循环，改善肌肉营养，抑制肌肉纤维化，锻炼肌肉。在操作时应根据病变的性质选择针对性强的治疗电流。

（2）短波疗法　这类高频电疗法可以明显改善血液循环，减少组织渗出，消除无菌性炎症，有利于消肿。

（3）红外线疗法　红外线疗法的热作用浅，主要在皮肤浅层，但是通过神经反射和体液机制，可使肌肉和皮下组织升温，具有解除肌肉痉挛和降低纤维结缔组织张力的作用。

（4）超声波疗法　对局部组织细胞有微小的按摩及发热、理化作用，从而增强半透膜的弥散过程，加强渗透、改善血液循环和组织营养。

4. 日常生活活动能力训练

为提高骨折患者日常生活活动能力，使者早日回归社会，可针对性进行日常生活活动能

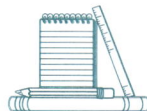

力训练。如上肢骨折患者可选择相应的作业疗法，以改善上肢的功能；下肢骨折患者主要进行步态训练，以恢复正常的运动功能。

四、软组织损伤

（一）概述

软组织损伤是由各种外力或长期慢性劳损等原因所造成的皮肤、皮下浅深筋膜、肌肉、肌腱等软组织的损伤。软组织损伤多发于肩部、肘部、膝部和足踝部，常出现疼痛、肿胀、关节活动受限等障碍。临床可分为急性软组织损伤和慢性软组织损伤。急性软组织损伤时，患者常感受伤部位有响声或有组织突然"撕裂"感，局部疼痛，活动障碍；慢性软组织损伤可见患部酸痛、胀痛、刺痛或灼痛。

（二）康复评定

包括关节活动范围评定、肌力评定、肢体长度及围度测量、感觉功能评定、日常生活活动能力评定等。

（三）康复治疗

康复治疗是软组织损伤尤其是慢性损伤的最主要治疗措施。康复治疗的主要方法包括手法治疗、理疗、局部注射封闭疗法、运动疗法、针灸疗法等。其目的是消肿、止痛、消炎、预防及控制感染，促进组织愈合，减少粘连及瘢痕，最终恢复功能。

1. 急性软组织损伤的康复治疗

一般伤后 24 ～ 48h 为急性期。急性软组织损伤按"PRICE"原则处理，"PRICE"原则是一种广泛应用于处理急性运动损伤和创伤的原则，旨在通过一系列措施来减轻肿胀、疼痛，并促进恢复。以下是 PRICE 原则的详细解释。

保护（Protection，P）：在发生创伤后，首先要进行保护，以防止进一步损伤。可使用夹板或其他设备来固定受伤部位，避免二次损伤。

休息（Rest，R）：在受伤后，应停止活动，避免使用受伤的部位，以减少进一步的伤害，促进愈合。

冰敷（Ice，I）：冰敷可以帮助减轻肿胀和疼痛，通过收缩血管减少出血和炎症。冰敷应在受伤后尽快进行，通常在 48 小时内效果最佳。

加压（Compression，C）：通过使用绷带或弹力绷带对受伤部位进行加压包扎，可以减少出血和肿胀，帮助止血，促进愈合。

抬高（Elevation，E）：抬高受伤部位可以促进血液回流，减少肿胀。通常建议将受伤部位抬高至心脏水平以上，以加速恢复。

PRICE 原则的应用非常广泛，适用于各种急性运动损伤和创伤的处理，如肌肉拉伤、踝关节扭伤等。然而，对于严重的损伤或持续的疼痛，应及时就医，以获得专业的诊断和治疗。

2. 颈部扭伤的康复治疗

颈部扭伤又称落枕，多因睡眠中颈部姿势不当，如蜷曲、斜枕，加之受凉刺激而使颈肌显著痉挛。患者醒后患侧颈痛明显，广泛压痛，呈强迫斜颈位，活动严重受限。

（1）手法治疗　根据病情可采用滑动按摩法、颈部牵引按摩法、旋转推拿手法等进行治疗。

（2）物理因子治疗　可采用红外线疗法、电兴奋疗法、低频脉冲电疗法等。

（3）其他方法　局部注射封闭、针灸等。

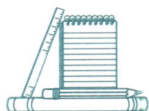

3. 肩袖损伤的康复治疗

冈上肌、冈下肌、小圆肌及肩胛下肌肌腱构成肩袖。肩袖损伤多为运动创伤，包括肩袖肌腱损伤和肩峰下滑囊炎，可有急性或慢性表现。肩袖损伤的主要症状是肩痛、活动受限、肌痉挛及萎缩。其特征为肩关节被动或主动外展 60°～120° 时疼痛，外旋时加重；但外展大于 120° 时疼痛减轻或消失。

（1）急性期治疗　主张制动、休息、局部封闭，并采用温热剂量的超短波、微波等理疗方法治疗。

（2）慢性期治疗　多采用运动疗法、碘离子导入疗法，少数治疗无效者可考虑手术治疗。

五、骨关节炎

（一）概述

骨关节炎是一种最常见的关节疾病，也称退行性关节病、骨性关节病或增生性关节炎。其特征是关节软骨发生原发性或继发性退行性改变，并在关节边缘形成骨赘。其临床表现主要是关节疼痛、肿胀、变形和渐进发展的功能障碍，并可导致患者心理和情绪的异常，严重者可造成残疾。本病多发于中老年人，女性略多于男性。骨关节炎好发于负重大、活动多的关节，如膝、脊柱、髋、踝等部位。

（二）康复评定

包括关节活动范围评定、疼痛评定、肢体围度和关节周径的测量、肌力评定、步态评定、日常生活活动能力评定、生活质量评定等。

（二）康复治疗

1. 相对制动

急性期患者疼痛明显，应卧床休息，不宜进行任何负重活动。

2. 物理因子治疗

物理因子治疗能显著改善骨关节炎患者的疼痛。常用的物理因子疗法有高频电疗法、低中频电疗法、传导热疗法（如蜡疗、热敷、局部温水浴）等，可以抗炎止痛。

3. 运动疗法

骨性关节炎急性期后和慢性骨性关节炎患者应重视肌肉力量的训练，可采用等长运动、等张运动等疗法来预防肌肉萎缩。还可结合关节活动技术、关节松动技术、牵伸技术、有氧运动等。

4. 药物疗法

疼痛明显及多关节受累者可适当采用非甾体类抗炎镇痛药。

5. 关节腔注射疗法

关节腔内注射能缓解疼痛和恢复关节功能。

6. 中国传统康复

运用针灸、推拿治疗骨关节炎是临床一种行之有效的方法。针灸治疗具有舒筋活络、活血行气、温经散寒的功效。推拿治疗有松解粘连、矫正关节畸形、促进炎症介质的吸收等作用。

7. 辅助器具和支具

主要包括矫形器、助行器及生活自助具等，可利用夹板、矫形器预防和矫正由于关节炎引起的关节畸形、挛缩等，减轻关节负荷。

8. 手术治疗

症状严重、采用非手术治疗无效的骨关节炎，可采取手术治疗，以求减轻症状，增加关

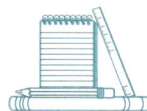

稳定性与活动度。

六、手外伤

（一）概述

由于工农业机械生产的日益广泛，人们在生活中应用机械、电器等产品增多，由各种意外所造成的手部损伤即为手外伤。

（二）康复评定

包括一般评定、手的运动功能评定、手的感觉功能评定、手的整体功能评定、神经电生理检查等。但并非所有的手外伤患者都需要上述全部项目的检查评定，可先用一般评定（包括望、触、叩、动、量五个部分）大致了解手的结构及功能变化，然后根据患者具体情况，做进一步的手功能评定。通常首次和末次评定应全面些，在治疗过程中的评定可选择重点项目进行评定。

（三）康复治疗

1. 康复分期及特点

（1）Ⅰ期　术后或创伤后 3 周内。此期特点：损伤部位充血水肿，坏死细胞脱落，纤维细胞、胶原细胞数量增多。此期康复目标：消炎、消肿、镇痛、促进损伤修复。可行物理因子治疗、功能位固定、轻柔的主动和辅助活动等。

（2）Ⅱ期　术后或创伤后 3 ～ 6 周。此期特点：胶原增加，组织抗张力开始恢复，肌腱和骨折逐步恢复，较容易发生组织粘连。此期康复目标：预防粘连，提高肌腱的抗张力和骨骼的牢固性，改善感觉功能。

（3）Ⅲ期　术后或创伤后 6 ～ 12 周。此期特点：伤口逐渐愈合，胶原纤维逐渐增多，瘢痕与粘连组织增多。此期康复目标：减少纤维组织的影响，增加关节活动度，增强肌力，增加手的灵敏性和协调性。

（4）Ⅳ期　术后或创伤 12 周后。此期特点：大部分功能已恢复，组织炎症反应基本消失，神经损伤初步恢复。此期康复目标：矫正畸形，恢复手功能，提高生活质量。

2. 康复治疗方法

（1）运动治疗　运动治疗是促进手外伤康复的重要方法之一，早期以被动运动为主。若无肌腱损伤或损伤已愈合，应酌情进行手部肌肉及肌腱的牵伸训练。随着患者病情的稳定，可进行受限关节的关节松动、手部肌肉的肌力训练等。伴有感觉功能受限者则需要进行感觉再训练。

（2）物理因子治疗　在手外伤的康复治疗中，物理因子治疗也是较为有效且常用的方法之一。早期使用物理因子治疗可以起到镇痛、促进局部血液循环、消炎消肿、防治感染、加快伤口愈合等作用。后期使用可以软化瘢痕，松解粘连，缓解肌肉痉挛，提高软组织弹性及伸展性，恢复关节功能。常用的物理因子治疗方法有冷疗法、微波疗法、超短波疗法、紫外线疗法、干扰电疗法、调制中频电疗法、低频脉冲电疗法等。

（3）作业治疗　作业治疗是从日常生活活动、手工操作劳动和文体活动中选出一些有助于恢复伤手功能和技能的作业活动，并按指定的要求进行训练，逐步最大限度地恢复伤手的功能。

（4）感觉再训练　主要针对感觉减退或感觉障碍的患者，通过系统的感觉再训练促进其康复，可与运动治疗和作业治疗相结合进行。

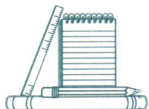

项目三　心肺系统疾病

案例导入

　　患者男，72岁，因"反复头晕、头痛1月余，加重2天"来诊。患者1个月前晨练后感头晕、恶心、心慌，无呕吐，无意识障碍，无肢体活动障碍，无大小便失禁，无胸痛、胸闷、憋气。休息后不适症状能缓解。2天前无明显原因自感头晕、头痛、乏力，休息后不能缓解。查体：体温36℃，脉搏70次/分，呼吸16次/分，血压150/90mmHg。心肺查体除第1心音亢进外，余无异常，腹部未闻血管杂音，神经系统查体无异常。既往身体健康，饮食偏咸，否认有吸烟、饮酒史，否认药物过敏史。平时能进行规律的有氧运动。睡眠正常。初步诊断为高血压1级。

　　问题：该患者如何实施康复治疗？

　　心肺系统包括循环系统和呼吸系统，常见疾病有高血压、冠心病、充血性心力衰竭、慢性阻塞性肺疾病等。

一、高血压

（一）概述

　　高血压（hypertension，HTN）是以收缩压或舒张压升高为主要特征的临床综合征，可伴有心、脑、肾等器官的功能或器质性损害，通常在收缩压≥140mmHg或舒张压≥90mmHg时认定为高血压（表5–3）。根据发生原因不同，可分为原发性高血压和继发性高血压两大类。前者是由于动脉血管硬化及血管运动中枢调节异常造成的动脉血压持续性升高的一种临床综合征；后者是继发于某些确定的疾病或病因引起的高血压。血压持久升高可引起心、脑、肾等脏器损伤（血管和瓣膜病变），导致生理功能障碍、心理功能障碍、日常生活活动能力受限及社会参与能力受限。

知识链接

表 5–3　血压水平的定义和分类

类别	收缩压（mmHg）		舒张压（mmHg）
正常血压	<120	和	<80
正常高值	120～139	或	80～89
1级高血压（轻度）	140～159	或	90～99
2级高血压（中度）	160～179	或	100～109
3级高血压（重度）	≥180	或	≥110
单纯收缩期高血压（ISH）	≥140	和	<90
单纯舒张期高血压（IDH）	≤140	和	≥90

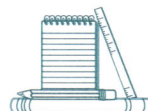

（二）康复评定

高血压的康复评定包括生理功能评定、心理功能评定、日常生活活动能力评定、社会参与能力评定。条件允许时可进行心电运动试验或心肺运动试验，了解患者运动的血流动力学改变，有无存在心率变时性功能障碍，有无血压的异常升高或降低反应等。

（三）康复治疗

1. 康复目标

有效控制血压，减少药物用量及靶器官损害，最大限度降低病死率、致残率，提高患者体力活动能力和生活质量。

2. 康复治疗

包括物理因子治疗、运动治疗、放松及气功训练、生活方式调整等。

（1）物理因子治疗 ①超短波疗法：选用无热量脉冲超短波。②直流电离子导入疗法：常用药物溶液有 5% ～ 10% 溴化钠、10% 硫酸镁、5% ～ 10% 碘化钾、1% 烟酸、0.8% ～ 3% 川芎碱等。③穴位磁疗：可选百会、曲池、足三里、太阳、风池、神门、风府等穴位。

（2）运动治疗 长期、有规律的运动可以有效协助降低血压，改善血液循环和患者情绪，提高患者体力活动能力和生活质量，是高血压康复治疗的重要组成部分。应采用中小强度、较长时间、大肌群的动力性运动（中、低强度有氧训练）。可以用运动时的心率来判断运动强度，中、低强度为年龄预测最大心率（220 − 年龄）的 35% ～ 79%，停止活动后心率应在 3 ～ 5 分钟恢复正常。50 岁以上患者运动心率一般不超过 120 次 / 分，步行训练时其速度一般不超过 110 米 / 分。每次运动持续 45 ～ 60 分钟，包含运动前的热身运动和运动后的整理运动。

（3）放松及气功训练 气功以松静功为主，一次训练 30 分钟左右。太极拳、降压舒心操等要求动作柔和、舒展、有节律，肌肉放松，动作与呼吸相配合，头低位时不宜低于心脏水平位置。还可采用生物反馈治疗、放松性按摩或穴位按摩、音乐疗法等。

（4）生活方式调整 高血压是与生活方式密切相关的疾病，调整生活方式对防治高血压非常重要，包括戒烟、限酒、减轻体重、维持标准体重、适当运动、减少盐的摄入量、多吃水果和蔬菜、减少食物中饱和脂肪酸的含量和脂肪总量，患者同时需改变容易激动的性格，减轻精神压力，保持心理平衡。

二、冠心病

（一）概述

冠心病是冠状动脉粥样硬化性心脏病（coronary atherosclerotic heart disease，CAHD）的简称，指冠状动脉壁脂质沉积形成粥样硬化斑块，逐渐形成血栓，造成冠状动脉管腔狭窄甚至阻塞，导致心肌缺血缺氧甚至坏死，主要表现为心绞痛、心律失常、心力衰竭，严重时可发生急性心肌梗死或猝死。冠心病的发生受诸多因素影响，高血压、高血脂、高血糖、肥胖等都是冠心病的危险因素。临床上根据冠状动脉病变的部位、范围、血管阻塞程度和心肌供血不足严重程度，将冠心病分为无症状型、心绞痛型、心肌梗死型、心力衰竭型和猝死型五种类型。冠心病可引起呼吸、循环、代谢功能障碍、行为障碍和机体耐力减退。冠心病的康复意义不仅在于阻止或逆转潜在发展的动脉粥样硬化过程，降低再次发生心肌梗死或猝死的危险，还可以影响患者周围人群对冠心病危害的认识，有利于存在冠心病危险因素的人群及早改变不良生活方式，预防冠心病的发生。

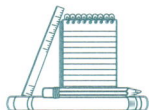

（二）康复评定

主要包括危险因素的评估、运动试验。通过心电运动试验了解患者在运动中的血流动力学反应、是否有运动诱发的心绞痛、心肌缺血的心电图表现，以及心律失常和其他可能出现的不良反应。

（三）康复治疗

冠心病的康复治疗遵循最小的危险性和最大的恢复性原则，治疗方法主要是医疗性运动，配合心理、作业、行为治疗和危险因素纠正等。冠心病康复一般分三期：Ⅰ期指急性心肌梗死或急性冠脉综合征住院期康复；Ⅱ期指患者出院开始，至病情稳定性完全建立为止；Ⅲ期指病情处于较长期稳定状态，包括陈旧性心肌梗死、稳定型心绞痛及隐性冠心病。凡康复训练过程中可诱发患者病情恶化的情况均为禁忌证，不理解或不合作者亦不宜进行康复治疗。

1. Ⅰ期康复治疗

（1）康复目标　代谢当量是一种用于衡量人体在静息状态下消耗能量的指标，代表机体在进行不同活动时相对于静息状态时的能量消耗水平。代谢当量的值可以用于评估个体的身体活动水平和能量消耗水平。本期康复目标是低水平运动试验阴性，如按正常节奏连续行走100～200米或上下1～2层楼梯无症状和体征出现，运动能力达到2～3代谢当量（metablic equivalent，MET），能够适应家庭生活。患者了解冠心病的危险因素及注意事项，生理和心理上都能够适应疾病发作。

（2）康复治疗　进行床边活动，如穿衣、洗脸、刷牙、吃饭等；呼吸训练，如腹式呼吸训练；坐位训练，病情平稳后第一天即可开始；步行训练，如床边站立，逐渐床边步行；使用床边坐便器排便；上、下楼训练，如以缓慢的速度上下楼梯，每上一级台阶可以稍作休息；心理康复与健康教育：如克服焦虑与恐惧。在Ⅰ期康复治疗中，可缓慢增加活动量，生命体征一旦平稳，无其他合并症时即可开始，根据患者感觉和耐受性决定活动强度。

2. Ⅱ期康复治疗

（1）康复目标　逐步恢复一般日常生活活动能力，包括轻度家务劳动、娱乐活动等，患者在家即可完成。当运动能力达到4～6MET时可提升患者生活质量。对体力活动没有更高要求的患者可停留在此期。

（2）康复治疗　进行轻微体力活动，室内外散步；做医疗体操，如太极拳；气功锻炼以静功为主；进行适量家务劳动，如清洁卫生、厨房活动；积极开展作业治疗等。一般活动不需医疗监测，较大强度活动时，可应用远程心电图监护系统监测；避免所有上肢超过心脏平面的活动，坚持能量节约策略。每周需要门诊随访一次，中途有任何不适均应暂停运动。

3. Ⅲ期康复治疗

（1）康复目标　巩固Ⅱ期康复治疗成果，控制危险因素，提高患者体力活动能力和心血管功能，恢复发病前的生活和工作，可在康复中心或社区完成。

（2）康复治疗　主张采取有氧训练（如步行、登山、游泳、骑车等）、力量训练、柔韧性训练、作业训练、医疗体操、平衡训练、气功等运动方式，达到一定的运动量才能取得较好的训练效果。合适运动量的主要标志：运动时稍出汗，呼吸轻度加快但不影响对话，早晨起床时感舒适，无持续疲劳感和其他不适感。每次训练都必须包括准备活动、训练活动和结束活动。

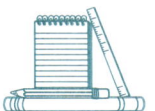

三、充血性心力衰竭

（一）概述

充血性心力衰竭（congestive heart failure，CHF）指心肌收缩力减弱或舒张功能障碍，心排血量减少，不能满足机体组织细胞代谢需要，同时静脉回流受阻，静脉系统淤血，引发血流动力学、神经体液的变化，从而出现一系列的症状和体征，临床以呼吸困难、体液潴留、乏力等为典型表现，常伴有心功能障碍、运动功能障碍、呼吸功能障碍、心理功能障碍、日常生活活动能力受限及社会参与能力受限。

（二）康复评定

包括心电运动试验、呼吸气体分析、生存质量评定等。

（三）康复治疗

1. 康复目标

改善患者身体活动能力，改善循环功能，提高生活质量，延长寿命。

2. 康复治疗

部分稳定性慢性心力衰竭患者在规范临床治疗基础上通过安全、有效的康复治疗可以降低安静心率和亚极量运动心率，改善通气功能和运动肌肉的血流量，提高最大吸氧量、运动耐力和无氧阈，改善与运动有关的症状、体力活动能力，从而达到减轻症状、延长寿命、提高生活质量、保持一定社交和工作能力的目的。

（1）运动治疗　以有氧运动为主。但不稳定性慢性心力衰竭是运动康复的禁忌证，具体需根据心功能分级、危险分层，选择合适的运动方式、运动强度，制订个体化的运动方案。

（2）心理治疗　采用心理支持、安慰和疏导的方法，鼓励患者正确认识疾病，树立战胜疾病的信心，积极配合治疗。

（3）呼吸肌训练　慢性心力衰竭患者易合并出现吸气肌无力，反复进行一定负荷力量的呼吸训练可增强以膈肌为主的吸气肌肉力量，提高肌肉运动耐力，改善心肺功能，提高患者运动能力。主要通过呼吸训练仪器完成，最常用吸气阻力负荷训练法。

（4）其他　包括饮食调整、药物治疗，还可使用轮椅代替步行功能，增强患者社会交往能力。

四、慢性阻塞性肺疾病

（一）概述

慢性阻塞性肺疾病（chronic obstructive pulmonary disease，COPD）是一种严重的呼吸系统疾病，包括具有气流阻塞特征的慢性支气管炎及合并肺气肿。近些年，由于生存环境的污染，本病发病率有明显增加的趋势。临床表现有慢性咳嗽、咳痰及进行性加重的呼吸困难，严重时可出现呼吸衰竭。长期缺氧和呼吸不畅严重影响患者的日常生活和工作，甚至出现焦虑、抑郁等心理障碍，给患者和家庭带来极大的痛苦。COPD 病理变化是不可逆的，因此，当前国内外学者一致强调通过本病的康复治疗来稳定本病的病理生理变化，争取患者发挥最大的呼吸功能潜力，从根本上提高患者的生存质量。

（二）康复评定

包括根据 Borg 量表改进的评分法等进行呼吸功能评定，利用平板或功率车分级运动试验及定量行走评定运动功能，根据情况进行日常生活活动能力评定、呼吸肌力量评估、上下肢肌肉力量评估、心理评定等。

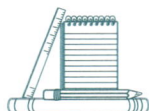

（三）康复治疗

1. 康复目标

改善患者心肺功能，消除疾病遗留的功能障碍，增强患者对运动和活动的耐力，提高机体免疫力，改善患者心理状况。

2. 康复治疗

（1）药物治疗　患者在康复之前应给予适当的药物治疗，包括应用支气管扩张剂、抗生素、糖皮质激素、黏液溶解剂和抗过敏剂等。

（2）排痰训练　为了促进呼吸道分泌物排出，降低气流阻力，减少肺部感染，可采用体位引流、胸部叩击震颤、咳嗽训练、物理因子治疗等方法促进排痰。

（3）呼吸肌耐力训练　有自主呼吸增高法、吸气阻力负荷法、吸气阈负荷法及通过全身运动来增加呼吸容积负荷四种训练方式，其中吸气阻力负荷法及吸气阈负荷法较为常用。

（4）呼吸再训练　①重建腹式呼吸模式：患者以半卧位最适合，两膝半屈（或在膝下垫一个小枕头）使腹肌放松，两手分别放在前胸和上腹部，用鼻子缓慢吸气时膈肌松弛，腹部的手有被抬起的感觉，胸部的手原位不动。呼气时，腹肌收缩，腹部的手有下降感。患者可每天进行训练，每次做 5～15 分钟，每次训练以 5～7 次为宜，逐渐养成平稳而缓慢的腹式呼吸习惯。②缩唇呼吸法：经鼻腔吸气，呼气时将嘴缩紧，增加呼气阻力，适当延长呼吸时间，4～6 秒将气体缓慢呼出，减少肺内残气量。

（5）有氧运动　有氧运动是比较适宜 COPD 患者的运动形式，倡导患者每天进行户外平地步行 1 小时，早晚各 1 次。还推荐跳舞、游泳、气功、踏车等其他有氧运动，可根据个人身体状况选择。

（6）氧疗　长期氧疗可改善患者生活质量，提高生存率。如果条件许可，可每天通过鼻导管、面罩或机械通气方式进行 10～15 小时的间断低流量吸氧，这对延长患者寿命和改善生存质量有明显作用。

（7）中国传统康复疗法　中国传统康复疗法强调身心调整训练，具体方法有医疗体操、医疗气功、穴位按摩、针灸、拔罐等。

（8）心理治疗　患者一般认为，COPD 是不能治愈的，故易产生焦虑、抑郁、沮丧等心理行为障碍。应指导患者学会身心放松，适当减压，有助于减轻呼吸困难等症状。

项目四　慢性疾病

案例导入

患者女，71 岁，因"糖尿病病史 3 年余，头晕、胸闷、乏力 1 周"来诊。查体：体温 36.5℃，脉搏 72 次／分，呼吸 22 次／分，血压 130/80mmHg。心肺查体无异常。四肢活动感觉无异常，足部皮肤无异常。检查：空腹血糖 12.5mmol/L，餐后 2h 血糖 17.3mmol/L，糖化血红蛋白 7.5%。自发病以来神志清，精神可，未见胸闷心悸等，食纳、睡眠可，二便如常。诊断为 2 型糖尿病。

问题：该患者如何实施康复治疗？

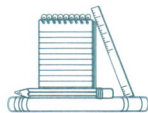

慢性疾病是慢性非传染性疾病（noninfectious chronic disease，NCDs）的简称，不是特指某种疾病，而是对一类起病隐匿、病程长且病情迁延不愈、缺乏确切的传染性生物病因证据、病因复杂且有些尚未完全被确认的疾病的概括性总称。常见的慢性病主要有心脑血管疾病、癌症、糖尿病、慢性呼吸系统疾病。慢性病病程一般在 6 个月以上，其预后差，并发症多，致残率和死亡率高，严重影响患者生活质量。这里主要介绍糖尿病、精神疾病的康复。

一、糖尿病

（一）概述

糖尿病（diabetes melitus，DM）是由遗传和环境因素共同作用引起的一组以糖代谢紊乱为主要表现的临床综合征。糖尿病以血浆葡萄糖升高为主要特征，临床早期一般症状不明显，后可见多食、多饮、多尿、烦渴、善饥、消瘦、疲乏无力等症状。久病者常伴发多种并发症，导致视力障碍、肾功能障碍、心血管功能障碍、步行障碍、自我管理能力降低、心理障碍、日常生活活动障碍等，影响患者生存质量。糖尿病临床分型有两大类，胰岛素分泌绝对缺乏为 1 型糖尿病，胰岛素分泌相对缺乏为 2 型糖尿病。重视糖尿病早期诊治和康复，减少糖尿病的慢性并发症，对延长患者寿命、提高生活质量具有极其重要的意义。

（二）康复评定

1. 依据生化指标、靶器官损害程度和糖尿病康复疗效评定患者生理功能。

2. 采用汉密尔顿焦虑量表（HAMA）、汉密尔顿抑郁量表（HAMD）、简明精神病评定量表（BPRS）、症状自评量表（SCL–9）等进行心理功能评定。

3. 采用改良 Barthel 指数评定表、功能独立性评定量表（FIM）等评定日常生活活动能力。

4. 进行生活质量、劳动力等社会参与能力的评定。

（三）康复治疗

1. 康复目标

包括将血糖维持在正常水平，预防糖尿病慢性并发症的发生，减少相关功能障碍对患者的影响，以及改善长期预后，提高患者生活质量。

2. 康复治疗

包括饮食治疗、药物治疗、运动治疗、健康宣教、自我检测血糖和心理治疗。其中饮食治疗、药物治疗及运动治疗起到了直接作用，而健康宣教和自我检测血糖则保证这三种治疗方法正确发挥其作用。

（1）饮食治疗　饮食治疗是糖尿病治疗的基础，应严格和长期执行。①确定每日总热量：先计算出理想体重，再根据理想体重和工作性质计算每日所需总热量。理想体重（kg）=［身高（cm）–100］×0.9。②营养素的热量分配：根据病情发展阶段、患者饮食习惯、生活方式等调整营养素的热量分配，做到比例合理和个体化。③制定食谱：根据患者生活习惯、病情和配合药物治疗的需要，可将每日三餐分配为 1/5、2/5、2/5，或 1/3、1/3、1/3。④增加膳食纤维的摄入：膳食纤维不易被小肠消化吸收，故可延缓糖和脂肪的吸收，带来饱腹感，有助于降低血糖和胆固醇水平。此外，患者还应少盐、忌酒。

（2）药物治疗　包括口服降糖药和注射胰岛素治疗。①口服降糖药：口服药大致分为促胰岛素分泌类剂，胰岛素增敏剂和 α– 葡萄糖苷酶抑制剂。促胰岛素分泌剂可以引起低血糖反应，而后两类一般不引起低血糖反应。可根据病情选用一种或两种药物联合治疗。②胰岛素注射：

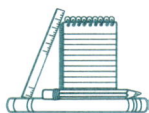

治疗短效胰岛素制剂 3～4 次 / 天，餐前 30 分钟皮下注射。中长效胰岛素制剂 1～2 次 / 天，早晚餐前 30 分钟皮下注射。预混胰岛素制剂 1～2 次 / 天，早晚餐前 30 分钟皮下注射。根据病情选择制剂和剂量，监测血糖，调整胰岛素用量。

（3）运动治疗　1 型糖尿病患者也可进行运动锻炼。长期规律运动可提高胰岛素的敏感性，有利于控制血糖、减少并发症，是糖尿病治疗中不可缺少的方法。①运动方式：糖尿病患者宜进行低至中等强度的有氧运动。可因人而异，选择患者感兴趣、简单的项目，如步行、慢跑、登楼、游泳、划船、有氧体操、球类等活动，亦可利用活动平板、功率自行车等工具进行运动。②运动强度：运动量是运动方案的核心。运动量的大小由运动强度、运动持续时间和运动频度三个因素决定。根据患者糖尿病的类型、肥胖程度、并发症的不同等具体情况，制订将风险降低至最低的个体化运动处方。运动量是否合适，应以运动后反应作为标准。运动后精力充沛，不易疲劳，心率常在运动后 10 分钟内恢复至安静时心率，此为合适运动量。可以以靶心率（target heart rate，THR）来控制运动强度，保持运动时心率在靶心率目标内，靶心率也被称为运动中适宜心率，是通过有氧运动提高心血管循环系统机能的有效且安全的运动心率，一般通过运动试验获得，也可通过公式得出：靶心率 =［220- 年龄（岁）］×（60%～80%）。③运动时间：运动时间是准备活动、运动训练和放松活动三部分的总和。每次运动时间为 40 分钟左右，达靶心率的时间以 20～30 分钟为宜，训练一般可从 10 分钟开始，适应后逐渐增加至 30～40 分钟。④运动频率：一般每天 1 次或每周运动 3～4 次。次数过少，运动间歇超过 4 天，运动训练的效果及运动蓄积效应将减少，已获得改善的胰岛素敏感性将会消失。⑤注意事项：运动时适当减少口服降糖药或胰岛素的剂量，适当补充糖水或甜饮料可防止低血糖的发生；胰岛素的注射部位应避开运动肌群，以腹部为宜。制订运动方案前，应对患者进行全面体检，运动实施前后必须进行热身活动和放松运动，以避免心脑血管事件的发生及肌肉关节损伤。

二、精神疾病

（一）概述

精神疾病（又称精神障碍）指在内、外各种致病因素如遗传因素、个性特征、身体因素、重大刺激、环境因素等的影响下，人体大脑功能活动发生紊乱，导致认知、情感、意志和行为等精神活动出现异常的一类疾病。

（二）康复评定

精神疾病的康复评定包括精神症状评定、心理卫生评价、认知功能评定、交流和社会功能评定、日常生活活动能力评定、职业相关能力评定及生存质量评定等。

（三）康复治疗

1. 康复目标　精神疾病的康复有三项基本原则，即功能训练、全面康复、回归社会。康复的目标是使患者心理、生理和社会功能实现全面的、整体的康复，让患者回归社会是精神疾病患者康复的最终目标和方向。

2. 康复治疗　除规范的药物治疗、心理治疗外，行为技能训练是精神疾病患者医院康复的主要训练措施。

（1）生活行为技能训练　目的是使患者逐步掌握生活技能，最低是基本维持生活自理能力，再高是恢复休闲娱乐活动的能力，最高是重获参与社会活动的能力。可分三个方面进行：①日常生活活动训练。主要针对病期较长的慢性衰退患者。这类患者往往行为退缩，情感淡漠，活

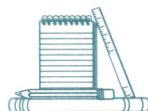

动减少，生活懒散，仪表不整，甚至日常生活完全不能自理。训练重点是培训个人卫生与生活自理能力，如洗漱、穿衣、修饰、进食、排便等活动。经过 2～3 周的训练，大多数患者一般都能学会自我照料，但之后仍需要持之以恒，不断强化。②文娱体育活动训练。着重于培养精神疾病患者的社会活动能力，加强其社会适应力，提高情趣和促进身心健康。活动的内容应根据患者的病情、兴趣爱好、受教育程度、躯体健康状态等进行针对性选择。除一般的游乐和观赏性活动外，可逐渐增加如歌咏、舞蹈、乐器演奏、书画、体操、球类比赛等带有提高学习和竞技性质的参与性活动，也可举行智力竞赛、音乐欣赏等。③社会交往技能训练。精神疾病患者的社会交往能力因脱离社会生活而削弱，慢性病患者甚至会严重削弱至丧失。而社会交往技能对患者参与社会活动起重要作用，应逐渐采取社会交往技能训练，以改善患者应对应激情况的能力，提高其社会适应能力，以及适当参与社会生活。病情许可时可实行开放式或半开放式的管理模式，或在病房内安置电话机等，让患者能够经常与家庭成员保持联系，尽可能为患者提供宽松的生活和人际交往环境，训练和保持患者的社会功能。

（2）学习行为技能训练　目的是帮助患者学会处理、应对各种实际问题。训练的内容包括一般教育性活动和家庭生活技能两部分。①一般教育性活动：目的是提高患者的常识水平，培养患者学习新事物和新知识的兴趣和习惯，以免过分脱离社会现实，如常识教育、科普教育、时事教育、人文地理教育等。可采取医务人员讲课和患者小组讨论等多种方式进行，每次学习时间一般不超过 1 个小时。②家庭生活技能训练：在社区康复中，应训练精神疾病患者重新掌握家庭生活技能，包括家务料理、家庭布置、物品采购、食物烹饪、钱财管理、社交礼节等。可定期开展针对性比较强的学习班，有所选择地集中不同病情状态的患者进行训练。

（3）就业行为技能训练　目的是帮助患者掌握必要的职业技能，建立自信，提高就业意愿，尽快融入社会。①简单劳动作业：又称"工疗"，一般集体进行，工种较简单易做，如贴信封、糊纸袋、拆纱团、参加病房卫生工作、帮助开饭等。②工艺制作活动：如织毛衣、织网袋、编篮筐、绘画、书法、摄影、雕刻、园艺种植等。上述活动根据不同病程及患者要求进行调整。参加训练的患者，可按其完成任务的多少，给予适当的奖励，以提高其参加训练的积极性。③回归社会前职业训练：针对回归社会后可能的就业方向进行针对性的职业训练活动，如烹饪、理发、打字、文件整理等。

除以上行为技能训练之外，还需加强患者的药物自我管理能力训练及求助医生的技能训练，以使患者了解药物对预防与治疗精神疾病的重要意义，自觉接受药物治疗；学会在病情出现复发迹象时自觉寻求医生的帮助，向医生正确地提出问题和要求，并能有效地描述自己所存在的问题和症状。

复习思考题

1. 试述脑卒中患者恢复期的主要康复方法。
2. 试述脊髓损伤患者并发症的康复处理措施。
3. 颈椎病可分为哪些类型，其临床表现是什么？
4. 骨折的康复评定内容包括哪些？
5. "PRICE"常规的内容是什么？

扫一扫，查阅
复习思考题答案

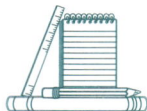

主要参考书目

［1］刘海洋 . 康复治疗基础 . 北京：中国中医药出版社，2018.

［2］姜永梅，孙晓莉 . 康复治疗技术 . 2 版 . 北京：中国中医药出版社，2015.

［3］张安仁，冯晓东 . 临床康复学 . 北京：人民卫生出版社，2018.

［4］黄晓琳，燕铁斌 . 康复医学 . 6 版 . 北京：人民卫生出版社，2018.

［5］古剑雄，燕铁斌 . 临床康复医学（案例版）. 北京：科学出版社，2015.

［6］岳寿伟，黄晓琳 . 康复医学 . 2 版 . 北京：人民卫生出版社，2016.

［7］全国卫生专业技术资格考试专家委员会 . 康复医学与治疗技术 . 北京：人民卫生出版社，2013.

［8］岳寿伟 . 肌肉骨骼康复学 . 3 版 . 北京：人民卫生出版社，2018.

［9］张绍岚，王红星 . 常见疾病康复 . 3 版 . 北京：人民卫生出版社，2019.

［10］章稼，王于领 . 运动治疗技术 . 3 版 . 北京：人民卫生出版社，2020.

［11］严科兴 . 康复医学导论 . 北京：中国中医药出版社，2017.

［12］燕铁斌，陈文华，冯珍，等 . 康复治疗指南 . 北京：人民卫生出版社，2020.

［13］冯珍，宋为群 . 意识障碍康复评定与治疗学 . 北京：人民卫生出版社，2022.

［14］姜柏生，顾加栋 . 医事法学 . 南京：东南大学出版社，2022.

［15］Kornblau B，Burkhardt A. Ethics in Rehabilitation:A Clinical Perspective.London：Taylor & Francis，2024.

［16］王俊华，杨毅 . 康复医学导论 . 北京：人民卫生出版社，2019.

［17］中国残疾人联合会 . "十四五"残疾人保障和发展规划专题解读 . 北京：华夏出版社，2021.

［18］蓝巍，马萍 . 运动学基础 . 3 版 . 北京：人民卫生出版社，2020.

［19］麦全安 . 运动人体科学概论 . 北京：高等教育出版社，2020.

［20］李林，武丽杰 . 人体发育学 . 3 版 . 北京：人民卫生出版社，2018.

［21］谭工 . 康复医学导论 . 3 版 . 北京：人民卫生出版社，2019.

［22］柏树令，丁文龙 . 系统解剖学 . 9 版 . 北京：人民卫生出版社，2018.

［23］陈孝平，汪建平，赵继宗 . 外科学 . 9 版 . 北京：人民卫生出版社，2018.

［24］田莉 . 言语治疗技术 . 3 版 . 北京：人民卫生出版社，2019.

［25］梁娟 . 作业治疗技术 . 北京：中国中医药出版社，2018.

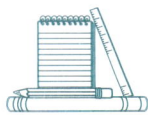

［26］王玉龙，周菊芝．康复评定技术．北京：人民卫生出版社，2019.

［27］王玉龙．康复功能评定学．北京：人民卫生出版社，2018.

［28］窦祖林，李奎，李鑫．康复治疗记录的撰写．北京：人民卫生出版社，2016.

［29］王俊华，周立峰．康复治疗基础．2版．北京：人民卫生出版社，2017.

［30］王俊华．康复医学概论．北京：人民卫生出版社，2010.

［31］陈书敏．运动治疗技术．北京：中国中医药出版社，2018.

［32］张维杰，吴军．物理因子治疗技术．北京：人民卫生出版社，2019.

［33］燕铁斌．物理治疗学．北京：人民卫生出版社，2018.

［34］肖晓鸿，李古强．康复辅助器具技术．北京：人民卫生出版社，2019.

［35］闵水平，孙晓莉．作业治疗技术．北京：人民卫生出版社，2020.

［36］窦祖林．作业治疗学．北京：人民卫生出版社，2018.

［37］王左生，马金．言语治疗技术．北京：人民卫生出版社，2020.

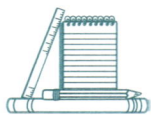

教材目录

注：凡标☆者为"十四五"职业教育国家规划教材。

序号	书 名	主 编		主编所在单位	
1	医古文	刘庆林	江 琼	湖南中医药高等专科学校	江西中医药高等专科学校
2	中医药历史文化基础	金 虹		四川中医药高等专科学校	
3	医学心理学	范国正		娄底职业技术学院	
4	中医适宜技术	肖跃红		南阳医学高等专科学校	
5	中医基础理论	陈建章	王敏勇	江西中医药高等专科学校	邢台医学院
6	中医诊断学	王农银	徐宜兵	遵义医药高等专科学校	江西中医药高等专科学校
7	中药学	李春巧	林海燕	山东中医药高等专科学校	滨州医学院
8	方剂学	姬水英	张 尹	渭南职业技术学院	保山中医药高等专科学校
9	中医经典选读	许 海	姜 侠	毕节医学高等专科学校	滨州医学院
10	卫生法规	张琳琳	吕 慕	山东中医药高等专科学校	山东医学高等专科学校
11	人体解剖学	杨 岚	赵 永	成都中医药大学	毕节医学高等专科学校
12	生理学	李开明	李新爱	保山中医药高等专科学校	济南护理职业学院
13	病理学	鲜于丽	李小山	湖北中医药高等专科学校	重庆三峡医药高等专科学校
14	药理学	李全斌	卫 昊	湖北中医药高等专科学校	陕西中医药大学
15	诊断学基础	杨 峥	姜旭光	保山中医药高等专科学校	山东中医药高等专科学校
16	中医内科学	王 飞	刘 菁	成都中医药大学	山东中医药高等专科学校
17	西医内科学	张新鹏	施德泉	山东中医药高等专科学校	江西中医药高等专科学校
18	中医外科学☆	谭 工	徐迎涛	重庆三峡医药高等专科学校	山东中医药高等专科学校
19	中医妇科学	周惠芳		南京中医药大学	
20	中医儿科学	孟陆亮	李 昌	渭南职业技术学院	南阳医学高等专科学校
21	西医外科学	王龙梅	熊 炜	山东中医药高等专科学校	湖南中医药高等专科学校
22	针灸学☆	甄德江	张海峡	邢台医学院	渭南职业技术学院
23	推拿学☆	涂国卿	张建忠	江西中医药高等专科学校	重庆三峡医药高等专科学校
24	预防医学☆	杨柳清	唐亚丽	重庆三峡医药高等专科学校	广东江门中医药职业学院
25	经络与腧穴	苏绪林		重庆三峡医药高等专科学校	
26	刺法与灸法	王允娜	景 政	甘肃卫生职业学院	山东中医药高等专科学校
27	针灸治疗☆	王德敬	胡 蓉	山东中医药高等专科学校	湖南中医药高等专科学校
28	推拿手法	张光宇	吴 涛	重庆三峡医药高等专科学校	河南推拿职业学院
29	推拿治疗	唐宏亮	汤群珍	广西中医药大学	江西中医药高等专科学校

序号	书 名	主 编		主编所在单位	
30	小儿推拿	吕美珍	张晓哲	山东中医药高等专科学校	邢台医学院
31	中医学基础	李勇华	杨 频	重庆三峡医药高等专科学校	甘肃卫生职业学院
32	方剂与中成药☆	王晓戎	张 彪	安徽中医药高等专科学校	遵义医药高等专科学校
33	无机化学	叶国华		山东中医药高等专科学校	
34	中药化学技术	方应权	赵 斌	重庆三峡医药高等专科学校	广东江门中医药职业学院
35	药用植物学☆	汪荣斌		安徽中医药高等专科学校	
36	中药炮制技术☆	张昌文	丁海军	湖北中医药高等专科学校	甘肃卫生职业学院
37	中药鉴定技术☆	沈 力	李 明	重庆三峡医药高等专科学校	济南护理职业学院
38	中药制剂技术	吴 杰	刘玉玲	南阳医学高等专科学校	娄底职业技术学院
39	中药调剂技术	赵宝林	杨守娟	安徽中医药高等专科学校	山东中医药高等专科学校
40	药事管理与法规	查道成	黄 娇	南阳医学高等专科学校	重庆三峡医药高等专科学校
41	临床医学概要	谭 芳	向 军	娄底职业技术学院	毕节医学高等专科学校
42	康复治疗基础	王 磊		南京中医药大学	
43	康复评定技术	林成杰	岳 亮	山东中医药高等专科学校	娄底职业技术学院
44	康复心理	彭咏梅		湖南中医药高等专科学校	
45	社区康复	陈丽娟		黑龙江中医药大学佳木斯学院	
46	中医养生康复技术	廖海清	艾 瑛	成都中医药大学附属医院针灸学校	江西中医药高等专科学校
47	药物应用护理	马瑜红		南阳医学高等专科学校	
48	中医护理	米健国		广东江门中医药职业学院	
49	康复护理	李为华	王 建	重庆三峡医药高等专科学校	山东中医药高等专科学校
50	传染病护理☆	汪芝碧	杨蓓蓓	重庆三峡医药高等专科学校	山东中医药高等专科学校
51	急危重症护理☆	邓 辉		重庆三峡医药高等专科学校	
52	护理伦理学☆	孙 萍	张宝石	重庆三峡医药高等专科学校	黔南民族医学高等专科学校
53	运动保健技术	潘华山		广东潮州卫生健康职业学院	
54	中医骨病	王卫国		山东中医药大学	
55	中医骨伤康复技术	王 轩		山西卫生健康职业学院	
56	中医学基础	秦生发		广西中医学校	
57	中药学☆	杨 静		成都中医药大学附属医院针灸学校	
58	推拿学☆	张美林		成都中医药大学附属医院针灸学校	